Mariya Qadir
Sneh Kalgotra

Ortodontia em adultos

Mariya Qadir
Sneh Kalgotra

Ortodontia em adultos

Diagnóstico, planeamento do tratamento, biomecânica e estética

ScienciaScripts

This book is a translation from the original published under ISBN 978-620-2-09424-5.

Publisher:
Sciencia Scripts
is a trademark of
Dodo Books Indian Ocean Ltd. and OmniScriptum S.R.L publishing group

120 High Road, East Finchley, London, N2 9ED, United Kingdom
Str. Armeneasca 28/1, office 1, Chisinau MD-2012, Republic of Moldova, Europe
Printed at: see last page
ISBN: 978-620-7-96673-8

ÍNDICE

De acordo com Ackerman, a Ortodontia para adultos é definida como

"O ramo da ortodontia que se ocupa de encontrar um equilíbrio entre a obtenção de um contacto proximal e oclusal ótimo dos dentes, uma estética dentofacial aceitável, uma função normal e uma estabilidade razoável".

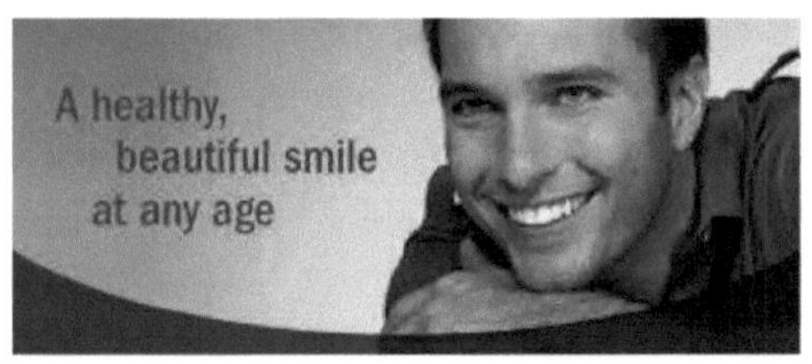

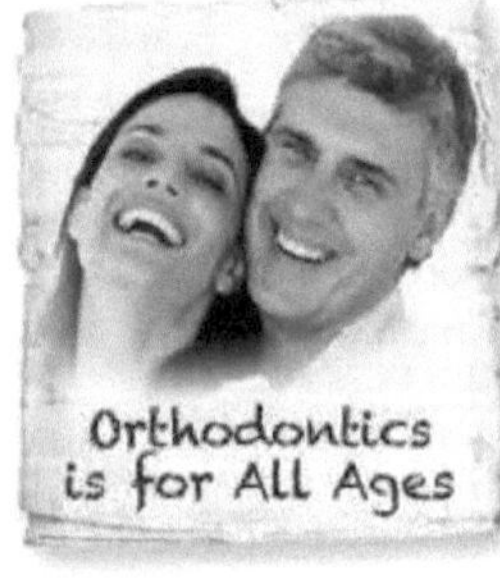

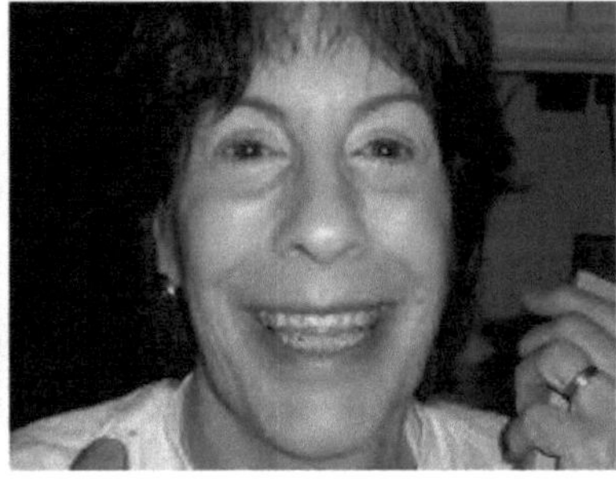

1. INTRODUÇÃO

A ortodontia para adultos está a tornar-se uma proporção maior em muitos consultórios. A ortodontia de adultos preocupa-se em encontrar um equilíbrio entre a obtenção de um contacto proximal e oclusal ótimo dos dentes, uma estética dento-facial aceitável, uma função normal e uma estabilidade razoável. Com o adulto, preocupa-se mais frequentemente com a adaptação fisiológica e está muitas vezes relacionada com os sintomas, enquanto que com a criança se trata dos sinais. Nas últimas três décadas, ocorreu uma grande reorientação do pensamento ortodôntico em relação aos pacientes adultos. A alteração dos estilos de vida e a consciencialização dos pacientes aumentaram a procura de tratamento ortodôntico em adultos e a terapia dentária multidisciplinar permitiu uma melhor gestão dos requisitos mais complicados e únicos da população de pacientes adultos, melhorando assim consideravelmente a qualidade dos cuidados e o prognóstico do tratamento. Para além da clarificação de objectivos, os pacientes adultos desejam eficiência no tratamento, conveniência nos horários das consultas e boa comunicação com outros profissionais de saúde. Quase 80% dos doentes adultos necessitam de um planeamento e execução interdisciplinares do tratamento. No caso do adulto, a consulta com outro especialista não é ocasional. É raro o adulto que se trata ortodonticamente sem achar necessário colaborar com outro especialista. Isso representa tanto o desafio quanto o entusiasmo da Ortodontia para adultos. Nos últimos anos, tem havido um interesse considerável no tratamento ortodôntico do paciente adulto. Uma pesquisa recente realizada pela AAO mostrou um aumento na porcentagem de pacientes com mais de 21 anos de idade, de uma fração de mais de 4% há dez anos para quase 7% hoje em dia, e espera-se que cerca de 11% após mais uma década. Existem muitas razões pelas quais a terapia ortodôntica para adultos deve ser encorajada, incluindo a melhoria da função e da oclusão, e a melhoria da estética, bem como os aspectos psicológicos. Muitos adultos não tiveram a oportunidade de ser tratados ortodonticamente quando eram mais jovens, alguns por falta de informação e muitos por falta de recursos financeiros. Eles são mais cooperativos em relação às consultas, aos cuidados com os aparelhos, à manutenção de uma boa higiene oral e ao cumprimento das instruções.[1]

A frequência da má oclusão em adultos é igual (ou) maior do que a observada em crianças e adolescentes. Até há pouco tempo, a procura de tratamento ortodôntico por parte de adultos era pouco comum. Desde a década de 1990, 15% dos pacientes ortopédicos eram adultos. Estes dividem-se em 2 grupos diferentes (1) **adultos mais jovens** (menos de 35 anos, frequentemente com 20 anos) que desejavam mas não receberam tratamento ortopédico durante a adolescência. (2) **Um grupo mais velho**, normalmente na casa dos 40 ou 50 anos, que tem outros problemas dentários e precisa de ortodontia como parte de um plano de tratamento mais alargado.[2]

AS **RAZÕES PARA O AUMENTO DO NÚMERO DE PACIENTES ADULTOS SÃO**

1)   Melhoria das técnicas de colocação de aparelhos.[3,4,5,6,7,8,9]

2)   Inovações na investigação de materiais, tais como brackets de cerâmica e fios de cor dentária. [10,11,12,13]

3)   Uma gestão mais sofisticada e bem sucedida dos sintomas associados à disfunção articular.[14,15,16,17,18,19]

4)   Gestão mais eficaz das displasias esqueléticas utilizando técnicas cirúrgicas ortognáticas avançadas.[20,21,22,23,24,25]

5)   Aumento do desejo dos pacientes e dos dentistas restauradores para o tratamento de problemas de mutilação dentária utilizando movimento dentário e próteses fixas em vez de restaurações removíveis.[26,27,28]

6)   Redução da vulnerabilidade à rutura periodontal como resultado da melhoria da relação dentária e da função oclusal.[29,30,31]

7)   O papel do dentista de família.[32]

8)   O papel dos meios de comunicação e dos recursos visuais.[32]

9)   Melhoria do estatuto socioeconómico.[32]

10) Maior sensibilização para as preocupações de saúde e estética.[32]

2. ENCAMINHAR PACIENTES ADULTOS PARA TRATAMENTO ORTODÔNTICO[33]

Cada vez mais adultos estão a submeter-se a tratamento ortodôntico, mas continuam a representar apenas uma pequena percentagem de todos os adultos que poderiam beneficiar desta terapia.

Numerosos estudos indicam que dois terços a três quartos dos adultos possuem alguma forma de má oclusão, mas os adultos representam apenas 15% de todos os pacientes ortodônticos. As razões apresentadas pelos adultos para não procurarem tratamento incluem a falta de conhecimento de que o tratamento ortodôntico pode ser efectuado em adultos, a apreensão de possíveis dores ou desconforto e a preocupação com a aceitação social. No entanto, a maioria dos pacientes que se submeteram a tratamento ortodôntico relataram apenas um ligeiro desconforto de um a dois dias de duração, e apenas 20% dos pacientes sentiram que os aparelhos tinham um efeito social adverso. Em geral, os pacientes relataram altos níveis de satisfação com o tratamento. A cirurgia ortognática, para além da ortodontia, pode ser necessária para os problemas mais graves, e é compatível com o tratamento protético fixo e removível subsequente.

O tratamento ortodôntico adjuvante e abrangente é viável para adultos de todas as idades. A correção da má oclusão permite melhorar a qualidade dos resultados do tratamento periodontal e restaurador, para além de proporcionar benefícios psicossociais.

IMPLICAÇÕES CLÍNICAS:

Os dentistas generalistas são frequentemente os primeiros profissionais dentários a sugerir um tratamento ortodôntico e a encaminhar os pacientes para especialistas em ortodontia. Além disso, com a crescente ênfase na medicina dentária estética, é provável que mais adultos procurem informações sobre a cirurgia ortodôntica.

3. MOTIVAÇÃO, EXPECTATIVAS E SATISFAÇÃO DE PACIENTES ADULTOS SUBMETIDOS A TRATAMENTO ORTODÔNTICO

Muitos autores confirmam o que os ortodontistas têm vindo a constatar diariamente nos seus consultórios privados[34,35,36]. O crescente número de pacientes adultos que procuram tratamento ortodôntico. Ao planejarmos o tratamento ortodôntico para pacientes nessa faixa etária, devemos ter em mente que, geralmente, os adultos apresentam uma experiência diferente em relação às patologias bucais e limitações psicológicas quando comparados aos adolescentes e crianças. Focando nos aspectos psicológicos dos pacientes adultos, muitos estudos comprovam que estes pacientes têm uma maior consciência da sua má oclusão, o que pode gerar expectativas muito optimistas em relação aos resultados finais do seu tratamento[37,38,39]. Em busca de um tratamento mais eficiente para esses pacientes, é fundamental que o ortodontista investigue e entenda as expectativas, dificuldades e motivações desse grupo cada vez maior, a fim de oferecer uma assistência adequada às suas preocupações.

A oferta de tratamento ortodôntico a pacientes adultos, apesar de estar a tornar-se mais comum nas últimas décadas, não é um produto do nosso tempo. A primeira referência a ela foi feita por Pierre Fauchard, autor do primeiro livro científico de Medicina Dentária, conhecido como Le Chirurgien Dentiste, de 1723.[36]

Dados epidemiológicos que vêm sendo coletados desde a década de 80 confirmam o aumento da demanda de pacientes nessa faixa etária (18+) que querem e precisam de tratamento ortodôntico. Nos Estados Unidos, em 1988, ficou claro que nos grandes centros comerciais urbanos, essa demanda representava entre 60 a 70% de todos os pacientes que procuravam tratamento. Na Europa, estudos do início da década de 80 também mostram um aumento de pacientes adultos que procuram atendimento ortodôntico[36,39].

Estudos recentes mostram que a frequência da má oclusão em adultos é semelhante, se não superior, à observada em crianças e adolescentes. De acordo com dados oficiais divulgados pelo governo norte-americano no NHANES III (Third National Health and Nutrition Survey), na década de 90, apenas 41,1% de todos os adultos norte-americanos apresentavam um overjet ótimo, 49% apresentavam mordida profunda, 3,3% mordida aberta, havendo ainda uma ocorrência significativa de desalinhamento nos incisivos superiores e inferiores, respetivamente 56% e 62,9%[34,40]. De forma semelhante, a prevalência de má oclusão em adultos da Europa de Leste, de acordo com estudos realizados em populações da Alemanha e da Suécia, atingiu entre 40 e 76% da população adulta total destas regiões[34].

Em 2003, um estudo realizado com 200 pacientes adultos, avaliou os motivos que os levaram a rejeitar inicialmente a sugestão de tratamento ortodôntico. Os pesquisadores descobriram que as razões são, da maior para a menor prevalência O longo tempo de tratamento, o desconforto do uso do aparelho ortodôntico, a rejeição à aparência antiestética dos braquetes, a preocupação com a dor e o medo de se dececionar com o resultado final do tratamento[41].Dentro da grande demanda de pacientes adultos que procuram e necessitam de assistência ortodôntica, a literatura tem mostrado que a maioria desses pacientes é do sexo feminino[36,38], e

6

que a indicação para que eles procurem um ortodontista vem do dentista da família[36] .

Tal como qualquer tratamento relacionado com a saúde, o tratamento ortodôntico em adultos tem as suas indicações e contra-indicações, que devem ser cuidadosamente avaliadas antes de qualquer ação.

Entre as indicações destacam-se: A possibilidade de melhorar a implantação dos dentes nos tecidos periodontais, a determinação de um padrão oclusal mais estável e harmonioso, a distribuição dos espaços edêntulos para que possam ser restaurados posteriormente, a melhoria da condição oclusal e a proteção do sistema estomatognático (especialmente da articulação temporomandibular - ATM) e a satisfação das exigências estéticas dos pacientes.

Os casos em que o tratamento ortodôntico estaria contraindicado em pacientes adultos são: Existência de discrepâncias esqueléticas graves (nestes casos seria preferível o tratamento cirúrgico), doentes com doenças sistémicas ou locais avançadas, casos de perda óssea alveolar grave, quando

os resultados podem não corresponder às expectativas tanto do doente como do profissional responsável pelo tratamento, a estabilidade prognóstica questionável e a falta de interesse ou motivação do doente[42] .

O principal motivo que leva o indivíduo adulto a procurar atendimento ortodôntico é a insatisfação com sua aparência dentária e/ou facial; e muitos estudos confirmam que o paciente adulto tem maior perceção de sua estética dentária, apresentando maior exigência quanto aos resultados alcançados após a terapia ortodôntica[35 ,36 ,43 ,44] . Outro motivo frequente é a necessidade de movimentos dentários isolados para que outros procedimentos visando o controle da doença periodontal, reabilitação protética (implantes ou próteses) ou cosmética (reconstruções dentárias) possam ser executados dentro de um planejamento multidisciplinar[36] .

Os estudos anteriores que se propuseram avaliar o impacto psicológico

O estudo de perfil de pacientes adultos que procuram tratamento ortodôntico mostrou que muitos desses pacientes apresentavam um perfil psicológico neurótico ou instável, além de problemas de autoestima. Esses mesmos estudos alertam os ortodontistas para o fato de que esse tipo de paciente tende a nutrir grandes expectativas, algumas até irreais, em relação aos resultados do tratamento, sugerindo que os resultados tangíveis devem ser esclarecidos ao máximo para evitar futuras decepções[37 ,38 ,39] . Em 2005, investigadores aplicaram um questionário de satisfação a ser respondido por 100 pacientes tratados no Centro Académico de Medicina Dentária de Amesterdão, três anos após terem completado o seu tratamento ortodôntico. Nesse estudo, observou-se que a questão mais importante na determinação da satisfação do paciente foi a boa relação ortodontista/paciente durante o tratamento e que os pacientes do sexo feminino revelaram níveis de satisfação mais baixos com as melhorias dentofaciais alcançadas pelo tratamento, quando comparados aos pacientes do sexo masculino.

4. HISTÓRIA

Sempre existiram opiniões contraditórias relativamente à viabilidade do tratamento ortodôntico no adulto

-Kingsley (1880)[45] sugeriu que quase não havia limites para a idade em que a movimentação dentária poderia não ser bem sucedida (ele tratou um paciente de 40 anos de idade com mordida cruzada anterior). Ele afirmou que," Pode ser considerado como estabelecido que quase não há limites para a idade em que a movimentação dos dentes pode não prosseguir.

Em contraste, **Mac Dowell (1901)**[46] era de opinião que, após os 16 anos de idade, o tratamento ortodôntico também era impossível devido ao desenvolvimento da fossa glenoide, da odontologia dos ossos e dos músculos da mastigação.

-Lischer (1912)[47] acreditava que o período entre os 6-14 anos era uma idade de ouro do tratamento

-Case (1921)[48t] demonstrou as possibilidades de tratamento em pacientes idosos e periodontalmente afectados.

-Reidel & Dougherty (1976)[49] previu o estado atual do tratamento ortopédico de adultos e salienta a necessidade de serviços ortodônticos adjuntos prestados por periodontistas e dentistas de restauração.

5. QUAIS SÃO AS PREOCUPAÇÕES EM TERMOS DE TRATAMENTO PARA ADULTOS?

Breece e Niebegl[50,51] : no seu estudo relataram que cerca de 50% dos adultos se sentiriam embaraçados por usar aparelho ortodôntico. No entanto, dos adultos que procuraram tratamento por si próprios, apenas cerca de 20% sentiram que o aparelho tinha um efeito social adverso, mas as suas famílias e amigos apoiaram-nos normalmente[52,53,54] .

-Hoje em dia, com o aumento da aceitação social da terapia ortodôntica, tem havido um aumento de pacientes adultos que procuram tratamento ortodôntico e isso diminuiu um pouco o medo do embaraço. O desenho dos brackets é muito mais pequeno e esteticamente mais agradável do que há uma década atrás, o que o torna mais aceitável para o doente. Os brackets transparentes de cerâmica da cor dos dentes, bem como os aparelhos linguais, tornaram a terapia ortodôntica menos percetível.

Razões adicionais dadas pelos adultos para não procurarem tratamento incluem falta de conhecimento, custo elevado, duração do tratamento e medo da dor[50,55] .Embora seja verdade que a terapia ortodôntica para adultos possa ser longa, para a maioria dos pacientes o tempo passa rapidamente[56,57] ,0 tratamento ortodôntico pode causar desconforto, especialmente após a colocação do aparelho e durante o ajuste periódico. Estudos recentes em pacientes em terapia ortodôntica mostraram que o desconforto com o aparelho é leve e não dura mais do que dois dias[50,54,55,56,57] .O desconforto é geralmente aliviado com analgésicos e colocando o paciente em uma dieta suave.

6. RESULTADO DO TRATAMENTO

Para que o tratamento ortodôntico seja considerado bem-sucedido, deve atingir os seus objectivos objectivos e subjectivos identificados no início do tratamento. As metas objectivas são definidas pelo ortodontista, por exemplo, a relação ideal dos incisivos e molares da classe 1. Breece e Niebegl[50,51] no seu estudo afirmaram que quase 100% dos adultos que receberam tratamento ortodôntico confirmaram que, se tivessem de se submeter a um tratamento ortodôntico novamente, não se importariam. Os objectivos subjectivos são definidos pelos pacientes, por exemplo, a atratividade facial. Também vários estudos demonstraram que, após o tratamento ortodôntico, esses adultos têm uma autoimagem mais positiva, uma melhor imagem corporal, maior auto-confiança, melhores oportunidades de carreira e vida social[50,51,55,56] . A maioria dos pacientes adultos que completam a terapia ortodôntica valorizam muito a sua dentição e estão altamente motivados para manter uma boa higiene oral e procurar aconselhamento profissional[58] . Assim, facilitar a terapia ortodôntica para adultos que podem beneficiar claramente ajuda tanto o paciente como o médico dentista geral.

7. DIFERENÇA ENTRE A ORTODONTIA DO ADOLESCENTE E A DO ADULTO

No adolescente, a movimentação dentária é afetada pelo crescimento, enquanto no adulto lidamos estritamente com a movimentação dentária isolada[58] . Os adultos que apresentam discrepância esquelética de classe II ou classe III de Angle podem necessitar de cirurgia ortognática ou camuflagem ortodôntica, caso em que o paciente se contentará com uma situação menos que ideal. No entanto, para a maioria dos adultos que apresentam maloclusão de classe 1 com espaçamento ou apinhamento, a falta de crescimento terá pouco ou nenhum impacto no resultado do tratamento ortodôntico. Além disso, o tratamento ortodôntico nos adultos é frequentemente baseado em sintomas detectados pelo paciente, enquanto que nas crianças é mais frequentemente baseado em sinais detectados pelos profissionais ou pelos pais. Igualmente importante é o facto de os adultos procurarem o tratamento mais frequentemente por razões estéticas e, por isso, é provável que tenham expectativas pouco razoáveis sobre o resultado do tratamento, são menos adaptáveis ao aparelho e são intransigentes na sua avaliação dos resultados do tratamento. Numa nota mais positiva, os pacientes adultos são mais limpos, mais cuidadosos, mais pontuais, pagam rapidamente, são muito menos sensíveis à dor e o tempo de tratamento é igual ou inferior ao dos pacientes mais jovens. Outra diferença importante entre adultos e adolescentes é a maior prevalência de doenças periodontais nos adultos. Por conseguinte, pode ser necessário um tratamento adjuvante, por exemplo, a verticalização dos molares para facilitar o acesso a bons procedimentos de higiene oral[59] . É muito importante que as doenças periodontais estejam sob controlo antes de se iniciar a terapia ortodôntica, embora a perda óssea localizada não impeça a terapia ortodôntica[60] . No entanto, a maioria dos aparelhos ortodônticos torna o controlo da placa bacteriana mais diferente, especialmente em crianças e adolescentes. Os adultos, no entanto, tendem a ser mais cumpridores dos procedimentos de higiene oral. Para a maioria dos adultos, os brackets colados são indicados no dente molar, devido ao facto de a coroa ser mais alta do que nas crianças e adolescentes, que têm de usar bandas ortodônticas[50,61] .

O envelhecimento está associado a alterações bioquímicas, como a diminuição da vascularização alveolar e do fluxo sanguíneo, a alteração da mineralização óssea e o aumento da rigidez do colagénio. Não se verificou que estas alterações impeçam o tratamento ortodôntico[52,59] .

Existe a perceção comum de que a duração do tratamento dos adultos é mais longa do que a dos adolescentes.

No entanto, estudos demonstraram que não existe uma diferença significativa na duração do tratamento para adultos e adolescentes, uma vez que vários estudos que compararam pacientes ortodônticos adultos e adolescentes durante e após o tratamento não encontraram alterações significativas no comprimento da raiz, no fluxo sanguíneo gengival, na perda de inserção periodontal ou na estabilidade pós-tratamento[50,55,56] . Os adultos são mais propensos a apresentar problemas médicos crónicos, tal como o tratamento periodontal, uma vez que o paciente está sob controlo e cuidados médicos regulares, o tratamento ortodôntico pode ser instituído O movimento dentário ortodôntico também é afetado por certos medicamentos utilizados apenas por adultos, por exemplo, os inibidores da prostaglandina utilizados para atletas (por exemplo, indometacina) e (alendronato) inibidores da reabsorção óssea utilizados no tratamento da osteoporose.

QUESTÕES A TER EM CONTA[62]

Devem ser tidos em conta vários factores, que exigem uma atenção especial para os adultos.

Factores psicossociais

Problemas perio-restauradores

Considerações relacionadas com a idade

Falta de potencial de crescimento

_ Envelhecimento dos tecidos

Vulnerabilidade à reabsorção radicular

Vulnerabilidade a TMD

MODALIDADES DE TRATAMENTO DISPONÍVEIS

A correção da anomalia esquelética envolve cirurgia ou camuflagem dentária (extração do dente para permitir a acomodação dos restantes dentes e mascarar a relação anormal do maxilar). Os aparelhos de modificação do crescimento não são escolhidos para adultos devido à conclusão do crescimento, ao contrário dos adolescentes[63] .

CONSIDERAÇÕES RELATIVAS À EXTRACÇÃO

A escolha da extração pode ser afetada pelo estado periorestrutural da dentição ou por um dente já extraído, o que complica o plano de tratamento. O encerramento do espaço pode ser difícil, especialmente na região molar.

O local de extração antigo, comum em adultos, coloca desafios mecânicos e biológicos. A manutenção de espaços fechados é muito imprevisível (difícil de fechar e manter fechado)[64] . A resposta do osso cortical à força ortodôntica é significativamente lenta. Pode ser necessário verticalizar para abrir o espaço

mesialmente para receber a prótese, em vez de tentar fechar o espaço. Para o local de extração criado pela perda de um dente devido a doença periodontal, é melhor afastar os dentes para o restaurar com prótese, uma vez que a formação óssea normal pode não ocorrer se o dente for movido para o defeito[65] .

A oclusão existente é mantida quando não existem dificuldades oclusais. A extração de incisivos inferiores é preferível à extração de bicúspides para aliviar o apinhamento. O descolamento proximal (uma vez que os espaços de 3 cantos são mais prevalentes) e o equilíbrio oclusal são procedimentos frequentemente efectuados[66] .

CONSIDERAÇÕES SOBRE A COLOCAÇÃO DE APARELHOS

Durante a colagem, podem ser necessárias considerações especiais devido à presença de restaurações, tais como porcelana e superfícies metálicas[67] .

Todas as restaurações devem ser corretamente polidas e o excesso de adesivo à volta dos acessórios ortodônticos deve ser removido. Devem ser reforçados os procedimentos rigorosos de higiene oral para limpar várias áreas difíceis. As ligaduras de aço inoxidável podem ser preferidas aos módulos elastoméricos por reterem menos a placa bacteriana e também por causarem menos fricção[68] .

CONSIDERAÇÕES BIOMECÂNICAS

O osso adulto é menos reativo a forças mecânicas[69] . Existe um maior risco de perda de inserção, bem como de perda óssea marginal com infecções gengivais ligeiras, em comparação com os adolescentes[70] . A perda óssea marginal e a recessão gengival estão normalmente presentes nos adultos[71] . A função oclusal afetada pode mostrar distrofia por desuso no seu osso de suporte[72] . A perda de ligação leva a um deslocamento apical do centro de resistência, aumentando assim a distância entre o centro de resistência e o ponto de aplicação da força, o que, por sua vez, leva a um aumento do momento de inclinação produzido pela força aplicada.

Por conseguinte, é necessário um maior momento de compensação para equilibrar este maior momento de inclinação para traduzir o dente periodontalmente comprometido[65,73] .

As forças entre as unidades activas e reactivas são equilibradas tendo em conta o número de dentes a movimentar, a ancoragem disponível e a direção/quantidade de movimento. A mesma força produz maior pressão num dente periodontalmente comprometido do que num dente saudável, devido à redução do tecido periodontal. Assim, a magnitude absoluta da força deve ser reduzida também devido a outras razões, como a resposta retardada (devido à redução da atividade celular nos adultos) e o risco de reabsorção radicular (devido ao osso cortical denso e à diminuição da largura periodontal)[73,74,75,76] .

CONSIDERAÇÕES SOBRE MOVIMENTOS DENTÁRIOS

Para corrigir a mordida profunda em pacientes jovens, a extrusão posterior é permitida devido à compensação feita pelo crescimento vertical. Mas a correção da sobremordida em adultos deve ser efectuada através da intrusão dos dentes anteriores e não através da extrusão dos dentes posteriores[63,65,77] . Isto deve-se ao facto de a extrusão posterior invadir o espaço da via livre devido à falta de crescimento vertical, causando tensão nos músculos da ATM e resultando num movimento para baixo e para trás da mandíbula, que tende a recair devido à instabilidade.

Se for necessária a extrusão de um dente individual para nivelar o defeito ósseo vertical associado, o dente deve ser equilibrado oclusalmente[78] . A expansão palatina é feita cuidadosamente para evitar a inclinação vestibular devido à extrusão associada a ela.

A intrusão leva ao aprofundamento das bolsas periodontais em pacientes periodontalmente afectados. Foi observado que, em pacientes saudáveis, a profundidade de sondagem periodontal não aumenta, mas melhora a posição gengival, formando um manguito epitelial apertado. Por conseguinte, a intrusão nunca deve ser tentada sem controlo da inflamação[65] .

A maior parte da mecanoterapia tem um componente extrusivo. A força de retração tem um componente de força extrusiva maior se a perda óssea marginal for mais pronunciada. Por isso, deve ser mantida uma força intrusiva leve e contínua durante a retração[65] .

Em pacientes adultos, a mecânica de arco segmentado (uma unidade de ancoragem estável por vários dentes rigidamente conectados para criar o equivalente funcional de um único dente de ancoragem multirraiz grande) é preferida para a intrusão. É necessária uma força ligeira para adultos com estado periodontal comprometido devido à menor área periodontal para distribuição da força. A mecanoterapia para a intrusão é a mesma para adultos e adolescentes.

CONSIDERAÇÕES RELATIVAS À ANCORAGEM

A ancoragem pode ser afetada por um mau estado periorestrutural e pela falta de dentes[79] . Os aparelhos extrabucais podem não ser aceitáveis para um adulto devido a razões estéticas. Por conseguinte, os dispositivos de ancoragem intra-orais, tais como os estabilizadores posteriores

Os segmentos (usando arcos linguais e fios estabilizadores vestibulares) e forças controladas são usados. O encerramento do espaço em duas etapas com mecânica sem fricção pode ser utilizado para reduzir a tensão na ancoragem (podem ser necessárias consultas frequentes para o controlo da retração dos cúspides)[65] .

Os microimplantes também podem ser utilizados para evitar a dependência dos dentes para ancoragem[80] .

CONSIDERAÇÕES SOBRE A VULNERABILIDADE À REABSORÇÃO RADICULAR

Os pacientes adultos devem ser informados sobre o risco de reabsorção radicular e

cuidadosamente avaliados quanto à suscetibilidade à reabsorção radicular[63,6976,77,81] . Devem ser tomadas todas as medidas para gerir a reabsorção radicular. Os pacientes devem ser avaliados quanto a qualquer sinal de reabsorção radicular no início do tratamento (história familiar, hábitos, tempo de tratamento prolongado, formas radiculares longas e estreitas, h/o trauma, etc.). Se não existir qualquer sinal de reabsorção radicular no início do tratamento ortodôntico, esta é avaliada posteriormente, após 6-9 meses de tratamento, utilizando radiografias IOPA.

Ao descobrir qualquer sinal no início, a reabsorção radicular precisa de ser avaliada com radiografias de 3 em 3 meses. Ao descobrir qualquer sinal a meio do tratamento, todas as forças devem ser retiradas durante cerca de 8 semanas. O tratamento ortodôntico pode ser retomado após a cessação da reabsorção radicular. A perda de até 1/3º do comprimento da raiz não prejudica significativamente a função. Se não parar com o melhor dos esforços (uso de forças leves e intermitentes, evitar forças de agitação, intrusão com precauções especiais), o tratamento ortodôntico pode ter de ser abandonado. Se a reabsorção radicular ainda persistir, deve ser efectuado um tratamento sequencial dos canais radiculares, inicialmente com hidróxido de cálcio, seguido de guta percha, só depois de a reabsorção radicular ter cessado.

CONSIDERAÇÕES SOBRE A VULNERABILIDADE À TMD

Existe um risco mais elevado de desenvolver DTM nos adultos do que nos adolescentes, que pode não estar relacionado com o tratamento ortodôntico. Por conseguinte, os pacientes adultos necessitam de um exame minucioso para detetar os sinais de DTM antes de iniciarem o tratamento ortodôntico.

Os pacientes adultos podem procurar tratamento ortodôntico devido a

DTM. É necessário explicar-lhes o risco de desenvolvimento de DTM não necessariamente relacionado com o tratamento ortodôntico e as limitações do tratamento ortodôntico na gestão das DTM[65,82].

CONSIDERAÇÕES SOBRE O TEMPO DE TRATAMENTO

A remodelação dos tecidos associada ao movimento dentário é lenta, o que leva a uma taxa lenta de movimento dentário, tornando o tempo de tratamento mais longo[83,84]. A ativação em adultos, normalmente a partir dos 50 anos, tem de ser feita após um período mais longo, ou seja, 3-6 semanas, contra 2-4 semanas exigidas em adolescentes. O início do movimento dentário demora mais tempo do que nos adolescentes. Sugere-se que a resposta tardia ao estímulo mecânico seja causada por uma fonte insuficiente de pré-osteoblastos, como resultado da redução da vascularização com o aumento da idade[85]. Após uma reação inicial tardia dos tecidos, a taxa de movimentação dentária nos adultos não é muito diferente da dos adolescentes. O tempo total de tratamento pode ser igual ou um pouco mais longo nos adultos, se for obtida uma boa cooperação por parte de um paciente adulto, o que compensa o movimento dentário inicial mais lento[86].

FACTORES RELACIONADOS COM O TEMPO DE TRATAMENTO ORTODÔNTICO EM PACIENTES ADULTOS

A duração do tratamento ortodôntico em adultos, quando realizado por ortodontistas experientes, é influenciada por fatores baseados em um estudo Dental Press J Orthod. 2013 Sept-Oct;18(5):59-63.[87]

1. Os factores comportamentais dos pacientes (faltas a consultas e problemas com o aparelho/quebras) desempenharam um papel significativo no prolongamento do tempo de tratamento.

2. Outros factores como a relação inicial dos caninos, a escolha de brackets metálicos ou cerâmicos, extracções incluídas no plano ortodôntico, idade inicial, índice PAR no início do tratamento, sexo e padrão facial não tiveram influência significativa no tempo de tratamento dos pacientes adultos.

3. No âmbito deste estudo, verificou-se que estas variáveis representaram apenas 54,3% da influência global exercida na duração do tratamento, sugerindo que outros factores devem ser investigados para determinar o tempo real necessário para a realização do tratamento ortodôntico em adultos.

CONSIDERAÇÕES RELATIVAS À PORMENORIZAÇÃO FINAL E À CONSERVAÇÃO

O acabamento final é efectuado com arcos e depois estabilizado com retentores imediatamente colocados. Os posicionadores são menos frequentemente indicados como dispositivos de acabamento, especialmente para adultos com perda óssea moderada a grave[65]. O eventual detalhe das relações oclusais é efectuado em adultos através de equilíbrio, remodelação dentária, equilíbrio do bordo incisal e também redução do rebordo marginal como procedimentos frequentemente efectuados[65,66]. Os adultos saudáveis acabam por ter uma oclusão estável. É registada uma elevada tendência de recidiva nos adultos, em contraste com os adolescentes[63,65,66,69,77]. Assim, é necessária uma retenção prolongada devido à redução da atividade celular, juntamente com o aumento do tempo de espera para a remodelação dos tecidos em pacientes adultos[66,69].

Os pacientes periodontalmente comprometidos podem necessitar de uma contenção permanente[88,89] . A contenção ortodôntica tradicional (para permitir que cada dente se mova independentemente) não é indicada em adultos com perda óssea periodontal significativa e dentes móveis. Pode ser necessária uma contenção a curto prazo, como uma tala oclusal, um retentor envolvente, uma pastilha de plástico para sucção ou a longo prazo, utilizando restaurações fundidas[65] .

8. MITOS E IDEIAS ERRADAS SOBRE O DIAGNÓSTICO E TRATAMENTO DE ADULTOS [90]

Há muitos problemas associados à ortodontia de adultos que é preciso ultrapassar de vez em quando. Muitas das nossas decisões de tratamento e diagnósticos baseiam-se em conceitos errados (mitos) e não na realidade que temos de compreender para lidar corretamente com o seu caso.

Primeiro, precisamos de definir mito. Um mito é "a crença colectiva que se constrói a partir dos desejos de um grupo e não de uma análise objetiva".

Os nossos objectivos são apresentar a singularidade dos pacientes ortopédicos adultos e explorar "mitos" em quatro aspectos do tratamento de adultos. Também apresentaremos formas de reduzir os riscos de acções judiciais adversas e forneceremos algumas "pérolas" clínicas práticas para o tratamento ortodôntico de adultos.

Os "mitos" relacionados com o tratamento de adultos abrangem estes seis domínios:

1. Objectivos do tratamento

2. Diagnóstico do estado do adulto

3. Planeamento do tratamento

4. Mecanoterapia

5. "Casos de armário"

6. Tratamento interdisciplinar

Mito #1 - Objectivos de tratamento para adultos - "Os pacientes ortodônticos adultos devem sempre atingir os objectivos idealizados da terapia que são desejados com a tecnologia atual."

A realidade é que, com a maioria dos tratamentos ortodônticos para adultos, os seus objectivos de tratamento têm de ser priorizados em detrimento de outros objectivos para obter um resultado satisfatório. Que objectivos são mais importantes? A função é mais importante do que a estética facial? Exemplo: uma elevação de canino foi estabelecida através de extração que resultou num lábio superior achatado com "envelhecimento" facial ou é o custo total do tratamento que dita se vai fechar ou abrir espaço com laterais em falta. Os objectivos das pérolas de tratamento que deve recordar são:

• Esclarecer os objectivos dos doentes - ouvir!

• Manter a consciência dos objectivos - "por perguntas!"

• Estabelecer prioridades para os objectivos - "partilhar a lógica com os doentes por escrito"

Mito #2 - Diagnóstico ortodôntico de adultos - "com a tecnologia atual, o diagnóstico diferencial de más oclusões esqueléticas, doença periodontal e distúrbios da ATM raramente é um problema para os ortodontistas modernos".

A realidade é que "muitos processos judiciais contra ortodontistas ocorrem devido a doença periodontal mal diagnosticada e o diagnóstico incorreto dos componentes esqueléticos das más oclusões levou a queixas de patentes e a uma instabilidade oclusal significativa".

A investigação da AAO sobre gestão de riscos no tratamento de adultos destaca estas três áreas como as principais fontes de litígio:

1.   Problemas periodontais não isolados e tratados antes e durante o tratamento ortodôntico

2.   Problemas de reabsorção radicular não observados antes ou durante o tratamento

3.   Questões da ATM relacionadas com o tratamento ortodôntico em pacientes com hábitos parafuncionais pré-existentes

A negligência mais alarmante entre os profissionais é não se aperceberem dos perigos do tabaco e do seu efeito na saúde periodontal do seu paciente ortodôntico adulto. Existem 97 referências na literatura que suportam a afirmação de que "o consumo de tabaco é uma variável importante que afecta a prevalência e a progressão das doenças periodontais, tais como a periodontite, a periodontite refractária e a UARN. Os fumadores não respondem bem à terapia periodontal.

As razões para o litígio com doentes fumadores são as seguintes:

*   Má seleção de casos

*   Protocolo de consultório deficiente na gestão de pacientes periodontalmente susceptíveis (fumadores)

*   Falta de adesão do paciente à revisão periodontal

*   DentistasOs ortodontistas ignoram o problema

*   Protocolo orto-perio mal definido

Para evitar estes litígios, certifique-se de que inclui uma pergunta sobre o tabagismo na sua história clínica. Estabeleça a suscetibilidade relativa dos seus pacientes à doença periodontal. Se existirem riscos significativos - não tratar.

O outro auxiliar de diagnóstico é o PA-Ceph. Apenas 8% dos ortodontistas inquiridos pelo JCO em 2001 utilizaram este auxiliar de diagnóstico adicional. Esta radiografia ajudará a identificar deficiências transversais que, de outra forma, poderiam passar despercebidas.

As pérolas de diagnóstico a reter são:

*   Utilizar um diagnóstico de radiografia tridimensional - incluir PA Cephs nos registos de pré-tratamento

*   Identificar e tratar o tabagismo como um risco grave para a saúde dos tecidos de suporte dos seus pacientes durante o tratamento ortodôntico.

Mito #3 - Planeamento do tratamento do adulto - "Existe um plano de tratamento ideal para cada problema ortodôntico do adulto. Temos de insistir no plano ideal ou não há tratamento." A realidade é que cada plano de tratamento patente tem riscos e benefícios inerentes.

Os planos de tratamento individualizados que se centram na principal preocupação do doente são normalmente os mais bem sucedidos nos adultos.

Não se esqueça de reforçar com o paciente que está a abordar a sua principal preocupação em quatro momentos-chave durante o tratamento. Primeiro, na conferência de tratamento antes do início do tratamento, segundo, na conferência de progresso com um filme panorâmico atualizado, terceiro, na fase de estabilização/reteção e, finalmente, após a conclusão de todo o tratamento.

As pérolas para o planeamento do tratamento incluem o seguinte:

- O plano de tratamento deve combinar objectivos claros com um diagnóstico tridimensional preciso

- Os planos de tratamento de adultos requerem interdisciplinaridade em 70% das vezes

- A comunicação com o adulto cria a confiança de que necessita para que ele aceite o seu plano de tratamento

- O rosto humano envelhece - não o acelere com tratamentos.

Mito #4 - Mecanoterapia para adultos - "as opções de mecanoterapia são menos numerosas devido aos horários de trabalho dos pacientes adultos, às preocupações estéticas e à sua falta de vontade de cumprir os requisitos de tratamento".

A realidade é que se as opções de aparelhos forem explicadas com escolhas claramente definidas, a conformidade com a mecânica é geralmente melhor em adultos do que em crianças. Novas técnicas de distração e novas técnicas de ancoragem de mini-implantes estão a ajudar-nos a conseguir alterações esqueléticas e dentárias que não conseguíamos fazer antes.

Mito #5 - Casos de armário - "Os casos de armário devem ser mantidos no armário para não termos de enfrentar as nossas deficiências de diagnóstico ou de planeamento do tratamento."

A realidade é que estes "casos de armário" que procuram o retratamento ortodôntico devem ser estudados de perto para que possamos tirar as devidas ilações das nossas deficiências de diagnóstico e de planeamento do tratamento.

Os problemas mais comuns de re-tratamento (falhas) num estudo de 100 pacientes foram

1. Problemas esqueléticos que requerem cirurgia do maxilar - 42%

2. Apinhamento dos incisivos inferiores - 25%

3. Apinhamento lateral superior e central - 21%

4. Outros, ATM, traumatismo, periósteo - 12%

Muitos casos não foram expandidos esqueleticamente com um S.A.R.M.E. (Surgically Assisted Rapid Maxillary Expansion) baseado no princípio da osteogénese de distração.

A "exclusão de riscos" na prática dentária começa com a aceitação da premissa de que os dentistas não são perfeitos, que serão cometidos erros e que a sociedade e o sistema judicial não esperam a perfeição.

As causas mais comuns de rutura da relação médico-doente são disputas sobre honorários, insatisfação com o tratamento concluído e mal-entendidos sobre o tratamento proposto e/ou tratamentos alternativos. Para reduzir a quebra de comunicação, informe sempre pessoalmente o doente antes de efetuar qualquer tratamento.

Os seis principais problemas revelados nos casos de retratamento são os seguintes. **O primeiro é a deficiência esquelética transversal maxilar não diagnosticada.** A solução é incluir rotineiramente um PA Ceph nos registos pré-tratamento. Estes problemas identificados e tratados precocemente requerem apenas expansão clínica sem cirurgia.

O segundo problema é o tratamento de problemas de crescimento que são demasiado graves para a gestão não cirúrgica do caso. A solução é mostrar ao paciente com modelos "Bolton" a causa e a magnitude da sua desarmonia esquelética para um ou ambos os maxilares.

O terceiro problema é a instabilidade dos incisivos inferiores. A solução seria equilibrar as cristas marginais dos incisivos superiores e utilizar retentores colados de longa duração quando indicado.

O quarto problema é o "arranque" dos dentes a partir de uma porção acidentalmente activada de uma contenção fixa. A solução é colocar posicionadores para realinhar e depois seguir com uma nova contenção passiva colada.

O quinto problema é a fraca adesão do doente e a realidade das alterações pós-tratamento se o doente não tiver terminado de acordo com o ideal. A solução é uma conferência pós-tratamento para preparar o paciente para as alterações esperadas e uma estrutura de honorários para um novo tratamento posterior, se necessário.

Mito #6 - Terapia Interdisciplinar - "A terapia interdisciplinar tem riscos e custos excessivamente elevados com recompensas proporcionais baixas para os pacientes adultos. A maior parte dos pacientes não está interessada nela ou não a pode pagar."

A realidade é que os avanços tecnológicos permitem que o tratamento interdisciplinar utilizado na reabilitação oral seja razoável em termos de custos e riscos. Uma equipa interdisciplinar bem treinada pode proporcionar aos pacientes adultos com problemas dentários complexos uma oportunidade de alteração de vida para uma melhor qualidade de vida.

Para terminar, evite estes erros de tratamento comuns no tratamento de adultos. Evitar a extração dos primeiros pré-molares superiores sempre que possível - pode causar envelhecimento facial. Tratar esses casos, quando possível, com alinhamento e avanço mandibular. Ter em atenção a constrição transversal do maxilar não diagnosticada para evitar tratar um maxilar estreito, inclinando os dentes para fora bucalmente em vez de os expandir ortopedicamente, o que pode causar uma rutura periodontal. Identificar a xerostomia porque é uma causa oculta de doença gengival acelerada e cárie dentária em adultos. Muitas categorias de medicamentos podem causar xerostomia. Algumas dessas categorias de medicamentos são as seguintes:

- Ansiolítico

- Antidepressivos

- Anti-histamínicos

- Anti-hipertensivos

- Antipsicóticos

- Diuréticos

9. LIMITAÇÕES DO TRATAMENTO EM ADULTOS

Existem duas categorias de factores

(A) INTRÍNSECA - BIOLÓGICO

(B) EXTRÍNSICO - SISTEMAS BIOMECÂNICOS

A limitação intrínseca marcada é a **falta de crescimento** nos adultos; as discrepâncias esqueléticas podem, por conseguinte, ser corrigidas pela cirurgia ortognática. O tratamento ortodôntico limita-se apenas à movimentação dentária e respetiva modelação do processo alveolar[91] . A correção da sobremordida deve ser efectuada através da intrusão dos dentes anteriores e não através da extrusão dos dentes posteriores,[92,93] porque estes últimos irão invadir o espaço livre devido à falta de crescimento vertical, causando tensão nos músculos da ATM e resultando num movimento para baixo e para trás da mandíbula, que tende a recair devido à instabilidade.

Outros factores intrínsecos

Periodonto

O tecido primário a ser influenciado pelas forças mecânicas aplicadas aos dentes na PDL. Também se observam alterações de idade nos ligamentos periodontais. Foi relatada a ocorrência de um número reduzido de fibroblastos com uma estrutura mais irregular, uma diminuição da produção de matriz orgânica e do repouso das células epiteliais e um aumento da quantidade de fibras elásticas nos ligamentos periodontais com o aumento da idade. O tecido conjuntivo gengival apresenta uma estrutura mais grosseira e densa, com um teor de colagénio aumentado devido a uma maior estabilização do colagénio causada por alterações na conformação macromolecular, resultando assim num aumento da taxa de conversão de colagénio solúvel em insolúvel, numa maior resistência mecânica e numa maior temperatura de desnaturação. A recessão gengival (migração do epitélio juncional) é um processo fisiológico que ocorre com o aumento simultâneo da largura da gengiva aderente devido à erupção passiva dos dentes para manter o contacto oclusal com o antagonista após a perda da superfície dentária por atrição[91] . De acordo com ***Norton***[97] , a fonte insuficiente de células progenitoras pode dever-se à vascularização com o aumento da idade. Uma fonte insuficiente de pré-osteoblastos explica o atraso na resposta ao estímulo mecânico.

Osso alveolar

Estrutura: O movimento dentário ortodôntico como resultado da modelação e remodelação óssea também depende muito das alterações do esqueleto relacionadas com a idade. O osso cortical torna-se mais denso, enquanto o osso esponjoso diminui com a idade e a estrutura do osso muda de favo de mel para uma rede. Embora o sucesso da osseointegração de implantes orais em adultos mais velhos e mais novos tenha demonstrado ser independente do aumento da idade[94] e a cicatrização óssea de alvéolos de extração não tenha sido afetada pelo aumento da idade num estudo anterior,[95] mas um estudo recente demonstrou que as preparações de enxertos ósseos (osso liofilizado descalcificado) de dadores com mais de 50 anos tinham um potencial osteogénico notavelmente menor em comparação com o de dadores mais jovens[96] . O osso cortical torna-se mais denso. Os Haversiancanals[97,98] aumentam de tamanho, tornando o osso poroso. O osso esponjoso diminui com o aumento da idade, o que leva a uma alteração da estrutura, que passa de uma aparência de favo de mel para uma rede semelhante a uma renda.[99]

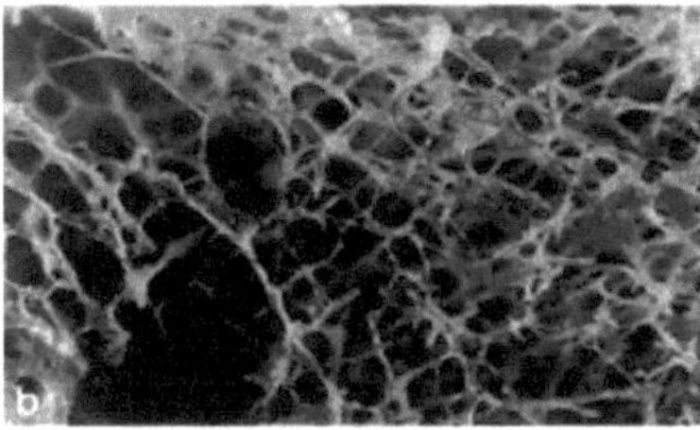

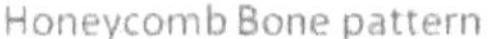

Honeycomb Bone pattern

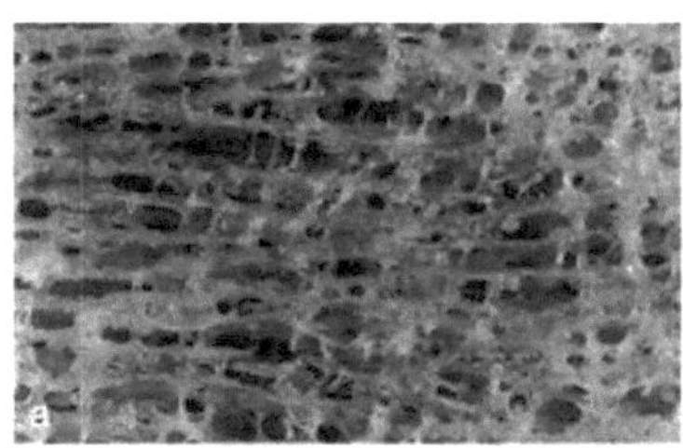

O volume ósseo diminui quer por um aumento das superfícies de reabsorção e da atividade osteoclástica[100] quer por uma diminuição da fração de superfícies verdadeiramente formadoras[101] . Com o aumento da idade, este equilíbrio negativo do osso leva ao adelgaçamento das trabéculas, alterando as placas trabeculares em espículas trabeculares, o que resulta na diminuição das propriedades físicas do osso, tornando-o mais vulnerável à perfuração devido à atividade de reabsorção osteoclástica. O osso dos adultos também é menos reativo às forças mecânicas e o risco de perda de ligação, bem como de perda óssea, é muito maior com infecções gengivais ligeiras do que com as crianças e os adolescentes[102] . A perda óssea marginal parece estar relacionada com a idade[103] .

Patologia: O deslocamento apical do nível ósseo marginal é um fator local que influencia os antecedentes biológicos do movimento dentário em adultos. A perda óssea marginal está relacionada com a idade, mas é também o resultado de uma doença periodontal progressiva.

Dentes: Os adultos também são mais susceptíveis de ter dentes em falta, dentes reduzidos em dimensão devido a atrito, bem como dentes com grandes restaurações. O encerramento do local de extração antigo pode ser difícil, especialmente na região molar[104] . Pode ser necessário verticalizar para abrir o espaço mesialmente para receber

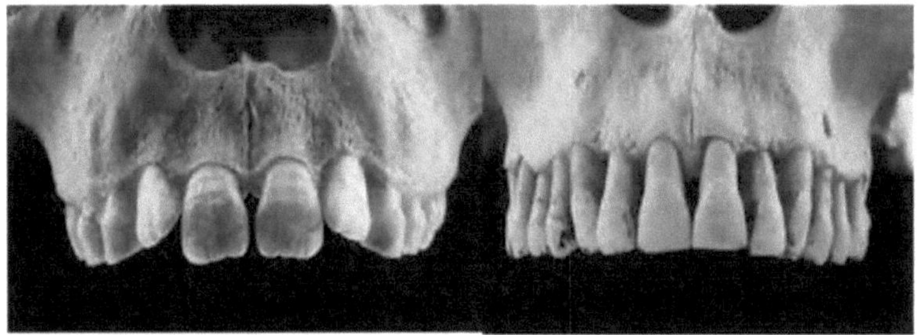

- Sem perda óssea marginal - Com perda óssea marginal

prótese. Durante a colagem, podem ser necessárias considerações especiais devido à presença de restaurações como porcelanas e superfícies metálicas[105] . O excesso de adesivo à volta dos acessórios ortodônticos deve ser removido, uma vez que a rugosidade da superfície do adesivo atrai mais retenção de placa bacteriana. Devem ser reforçados os procedimentos rigorosos de higiene oral, uma vez que os doentes com problemas periodontais podem ter várias áreas difíceis de limpar. Todas as restaurações devem ser corretamente polidas para reduzir a tendência para a retenção de placa bacteriana. As ligaduras de aço inoxidável podem ser preferidas aos módulos elastoméricos devido ao facto de reterem menos a placa bacteriana[106] .

As alterações quantitativas e qualitativas no osso e o suporte periodontal comprometido e o dente em falta podem necessitar de uma consideração especial para planear a ancoragem[107] . Os aparelhos extrabucais podem não ser aceitáveis para um adulto devido a razões estéticas. Assim, são utilizados dispositivos de ancoragem intra-orais, tais como arcos palatinos e forças controladas. Os microimplantes também podem ser utilizados para evitar a dependência dos dentes para a ancoragem.

A escolha da extração para o tratamento ortodôntico pode ser afetada por problemas periorestauradores ou por um dente já extraído.

A oclusão obtida em adultos é estável num doente saudável, mas o estado periodontal comprometido pode necessitar de retenção permanente[108,109] .

Limitações extrínsecas :

91 **Factores psicossociais**[91]

O doente pode ter grandes expectativas e hesitar em aceitar a visibilidade dos aparelhos ortodônticos. Por razões estéticas, o doente pode exigir brackets de cerâmica ou ortodontia lingual. O doente deve ser informado sobre as limitações do tratamento.

Sistema de forças

O sistema de forças utilizado no tratamento de adultos difere em vários aspectos do utilizado em indivíduos jovens em crescimento. São utilizadas forças ligeiras devido a várias razões. Em primeiro lugar, inicialmente demora mais tempo (resposta atrasada) devido à atividade celular reduzida nos adultos[110,111] . Em segundo lugar, a perda óssea na crista alveolar devido ao envelhecimento ou à doença periodontal leva a um deslocamento apical do centro de resistência, aumentando a probabilidade de inclinação do que o movimento corporal, necessitando de uma força baixa e de um grande rácio de momento. Em terceiro lugar, o osso cortical denso e a diminuição da largura periodontal podem levar à reabsorção radicular[112,113,114] .

A força de retração tem um componente de força extrusiva maior se a perda óssea marginal for mais pronunciada, pelo que, nestes casos, deve ser mantida uma força intrusiva leve e contínua durante a retração.

Tendo em conta as limitações acima referidas, é fácil perceber que os seguintes problemas são difíceis de tratar apenas com a ortodontia:

Mordida profunda: A extrusão dos dentes posteriores não é compensada pelo crescimento condilar[92,93] .

Mordida cruzada posterior: a expansão da arcada não é estável.

Discrepâncias esqueléticas: desde que o crescimento está concluído.

Uma vez que o paciente adulto possui tantos problemas para o ortodontista, **Barrer**[115] sugeriu que era aconselhável adiar o tratamento ortodôntico quando confrontado com a seguinte situação.

1.   Doença local ou sistémica avançada não controlada.

2.   Perda óssea alveolar excessiva.

3.   Discrepância esquelética grave.

4.   Incapacidade de evitar a destruição excessiva de tecidos duros e moles.

5.   Movimento dos dentes contra a oposição oclusal ou em direção ao trauma oclusal.

6.   Não é possível melhorar a saúde periodontal, a função ou a estética.

10. DIAGNÓSTICO E ORTODONTIA DE ADULTOS

É necessário um diagnóstico cuidadoso e um planeamento do tratamento numa **base multidisciplinar** para tratar os doentes adultos. Na verdade, o adulto, ao contrário da criança, é um doente implacável que não encobrirá as deficiências na capacidade de diagnóstico ou os erros na utilização de procedimentos mecânicos através de uma acomodação útil - no pós-tratamento. Apresenta-se sem crescimento, com pouca recuperação e com pouca adaptação à mecânica.

Além disso, o adulto pode apresentar um potencial para alterações patológicas, tais como cristas em gume de faca, aumento da espessura da cortical, raízes enterradas, impactações, colapso periodontal, alterações atróficas, problemas na ATM, osteoporose, osteomalácia, diabetes mellitus. Estas condições, que surgem em resultado de distúrbios hormonais, vitamínicos ou sistémicos comuns ao adulto, exigem avaliações de diagnóstico mais cuidadosas e extensas.

O diagnóstico ortodôntico envolve o desenvolvimento de uma base de dados abrangente de informação pertinente. Os meios auxiliares de diagnóstico padrão, como a anamnese, o exame clínico e os modelos de estudo, as radiografias e as fotografias são obrigatórios.

As radiografias I.O.P.A., oclusais e da ATM devem ser obtidas por rotina, para além da radiografia panorâmica e do cefalograma. A **abordagem de diagnóstico orientada para o problema**, tal como descrita por **Proffit** e **Ackerman,** é fortemente recomendada para garantir que nenhum aspeto das necessidades do paciente é negligenciado.

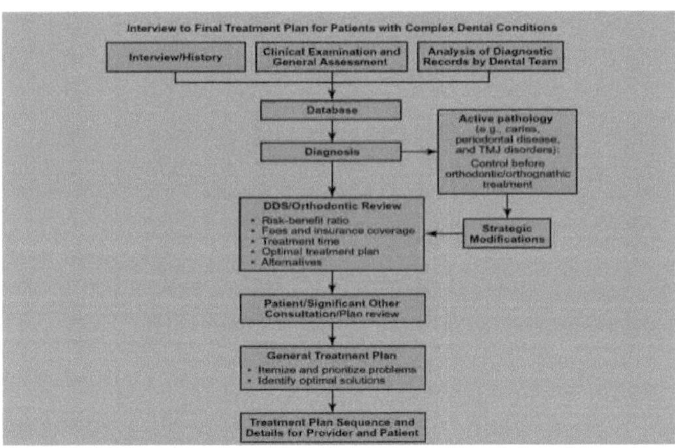

Percurso de tratamento para pacientes adultos ilustrando uma abordagem orientada para os problemas e as decisões que são necessárias para apresentar e realizar um plano de tratamento ótimo.

Etapas de diagnóstico[116]

1. Recolher a base de dados com exatidão

2. Analisar a base de dados

3. Desenvolver lista de problemas

4. Preparar um plano de tratamento provisório

5. Interagir com os intervenientes. Obter a aceitação do paciente

6. Criar um plano de tratamento final

Os procedimentos de diagnóstico adicionais que devemos considerar num doente adulto são :[117]

- Uma série completa de radiografias da ATM

- Exame muscular

- Terapia com talas

- Avaliação do regime alimentar

- Conferência com um profissional da área

- Avaliação do stress

- Um traçado pantográfico completo

DIAGNÓSTICO PERIODONTAL [118]

- Avaliar o potencial dos doentes para perda óssea e recessão gengival durante

movimento dentário ortodôntico.

- O doente deve ser rastreado quanto aos factores de risco da doença periodontal.

Factores gerais	Factores locais
1. Família H/o. Perda prematura de dentes (indica deficiência do sistema imunitário face à infeção bacteriana crónica associada à doença periodontal)	1. Alinhamento do dente (por exemplo, crista marginal, relação CEJ)
2. Evidência de doença crónica, por exemplo: Diabetes	2. Índices de placa
3. Estado nutricional	3. Carga oclusal
4. Factores de stress actuais	4. Relação coroa/raiz
5. Fase de vida das mulheres	5. hábitos de ranger e cerrar os dentes.
	6. Estado da restauração

A consulta pré-tratamento com o periodontista deve ser uma rotina e os objectivos ortodônticos devem ser alterados de acordo com o seu conselho. O movimento dos dentes na presença de inflamação periodontal resultará numa maior perda de fixação e numa perda irreversível da crista.

Diagnóstico de DTM[118]

- Os sinais de sintomas de DTM aumentam frequentemente em frequência e gravidade durante o tratamento de adultos. Por isso, é imperativo que o ortodontista esteja familiarizado com os seus parâmetros de diagnóstico e tratamento.

• Os doentes adultos, especialmente as mulheres, com sinais e sintomas da ATM devem ser avaliados no que diz respeito à exposição ao stress e à forma como lidam com o stress.

SCHIFMANN et al dividiram os problemas de **DTM** em[119]

• Distúrbios musculares -23%

• Doenças das articulações - 19%

• Combinação de doenças musculares e articulares - 27%

• Normal-31%

DISTÚRBIOS DA ARTICULAÇÃO TEMPOROMANDIBULAR[120]

1. **Desvio de forma** - Irregularidades nos tecidos articulares moles e duros intracapsulares.

2. **Deslocação do disco com redução** - Alterada A relação estrutural disco-côndilo não é mantida durante a translação, estando presente um estalido recíproco.

3. **Deslocação do disco sem redução** - Alteração da relação disco-côndilo mantida durante a translação.

4. **Hipermobilidade da ATM** - Translação excessiva do disco / côndilo muito para além da eminência.

5. **Luxação** - Côndilo posicionado anteriormente à eminência articular e incapaz de voltar a uma posição fechada.

6. **Sinovite** - Inflamação do revestimento sinovial da ATM

7. **Capsulite-Inflamação** da cápsula articular

8. Osteoartrose - doença **degenerativa não inflamatória** da articulação caracterizada por uma alteração estrutural da superfície da junta.

9. **Osteoartrite** - Doença **degenerativa** acompanhada de inflamação secundária.

10. **Poliartrites - Artrite** causada por uma poliartrite sistémica generalizada.

11. **Anquilose** - Movimento mandibular **restrito** com desvio para o lado afetado na abertura.

12. **Anquilose fibrosa** - Anquilose produzida por aderências na ATM

13. **Anquilose óssea** - União dos ossos da ATM causada pela proliferação de células ósseas, resultando na imobilidade completa da articulação

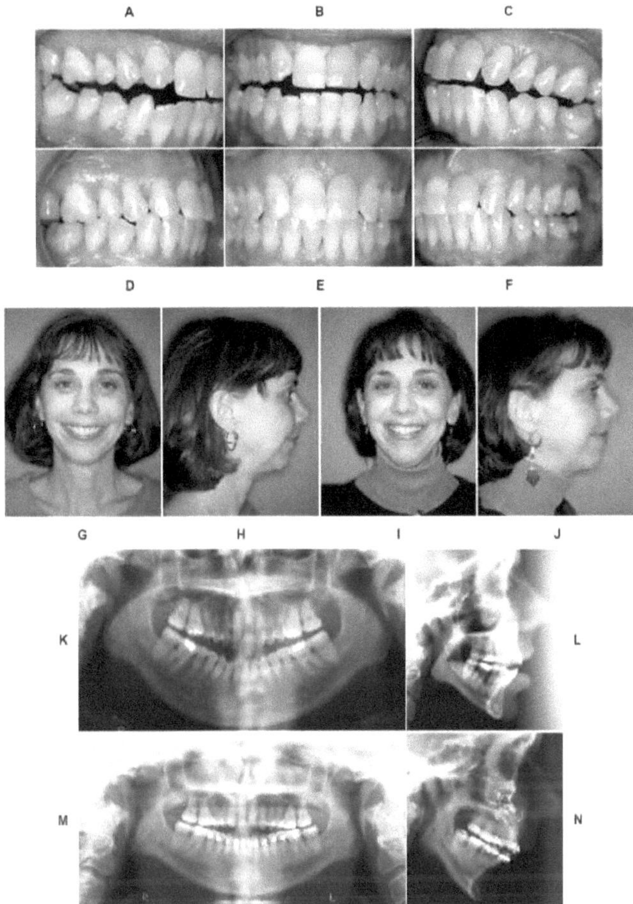

A-C, Fotografias intra-orais pré-tratamento ilustrando a cirurgia prévia da articulação temporomandibular, remodelação do côndilo e mordida aberta anterior.***D-F,****Fotografias intra-orais pós-tratamento ilustrando a melhoria da junção e o fecho da mordida com recurso a ortodontia para preparar a cirurgia, cirurgia ortognática e terapia de longo prazo com talas.****G-H,****Fotografias faciais pré-tratamento.I-JFotografias faciais **pós-tratamento** mostram alterações mínimas devido ao desejo do paciente de proceder a uma cirurgia de maxilar único em vez de uma cirurgia de maxilar duplo. ****K-L,****Radiografia panorâmica e cefalograma pré-tratamento.****M-N,****Radiografia panorâmica e cefalograma pós-tratamento.Note-se que a cirurgia resolveu a mordida aberta apenas com a cirurgia de LeFort.A cirurgia de avanço mandibular teria sido ideal para a mudança de perfil, mas não foi utilizada para dar prioridade à redução do risco para os côndilos frágeis e remodelados*

PERTURBAÇÕES MUSCULARES[120]

1. **Dor miofacial - Dor** associada a sensibilidade em bandas firmes de músculos e tendões.

2. **Miosite -** Inflamação **dolorosa** e generalizada de todo o músculo.

3.   Tendomiosite - **tendões inflamados**

4.   **Espasmo da tendinite** - contração **súbita** e involuntária do músculo.

5.   **Dedos reflexos** - rigidez reflexa de um músculo para evitar a dor

6.   **Contratura muscular** - resistência **crónica** de um músculo ao alongamento passivo.

Diagnóstico da osteoporose

Os doentes adultos, em particular as mulheres entre os 45 e os 50 anos (mulheres pós-menopáusicas), têm uma elevada incidência de osteopenia (baixa massa óssea assintomática) ou osteoporose (baixa massa óssea sintomática).

A OMS define.

Osteopenia[121] como massa óssea 1 a 2,5 desvios-padrão (DP) abaixo da média do adulto jovem (YAM)

- **Osteoporose** - como > 2,5 DP abaixo do YAM[121]

Assim, na avaliação de adultos para procedimentos cirúrgicos ou ortodônticos, a AVALIAÇÃO METABÓLICA ÓSSEA é uma parte essencial do diagnóstico.

O tratamento da osteoporose é problemático durante a terapia ortodôntica, porque os medicamentos que inibem a reabsorção óssea (bisfosfonatos, calcitonina) e a terapia de substituição de estrogénios (TRE) podem perturbar a remodelação óssea[122,123] .

Manifestações orais da osteoporose

A osteoporose é uma deterioração sistémica do sistema esquelético com as seguintes manifestações dentárias.

1.   Diminuição da altura da crista edêntula

2.   Diminuição da largura da arcada maxilar posterior

3.   Perda óssea alveolar progressiva

4.   Perda de fixação e recessão gengival

5.   Perda de dentes

Efeitos da terapia de substituição de estrogénio:[124]

A TRE tem uma variedade de benefícios para a saúde oral, incluindo uma diminuição da perda de anexos periodontais e uma maior retenção de dentes durante o período pós-menopausa.

Uma vez estabilizado o balanço negativo de cálcio, os pacientes com osetoporose são excelentes candidatos à ortodontia e a outras terapias de manipulação óssea.

Após a melhoria das estruturas ósseas do maxilar, o planeamento do tratamento é orientado para uma carga funcional óptima, a fim de evitar a atrofia por desuso do processo alveolar através de implantes, próteses fixas após reposicionamento ortodôntico.

11. PLANEAMENTO DO TRATAMENTO PARA PACIENTES ADULTOS[125]

Âmbito dos procedimentos

A Musich's realizou um estudo com 1400 adultos e demonstrou o âmbito das considerações relativas ao planeamento do tratamento

- 5% dos adultos não necessitam de tratamento

- 25,5% pertenciam ao GRUPO SOLO-PROVEDOR (necessitavam apenas de ortodontia corretiva convencional)

- 45,2% pertenciam ao grupo DUAL - PROVIDER (eram necessários dois prestadores de cuidados primários para completar o tratamento).

- Ortodontista / Dentista de restauração - 30,4%

- Ortodontista / periodontista - 8,0%

- Ortodontista / Cirurgião Oral - 6,8%

- 24,3% - pertencem ao grupo dos MÚLTIPLOS FORNECEDORES

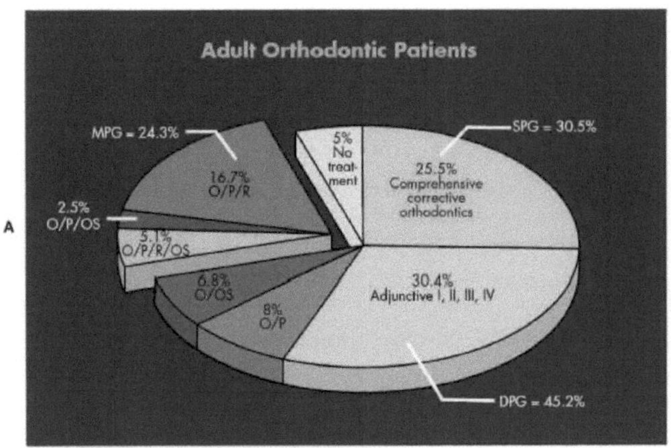

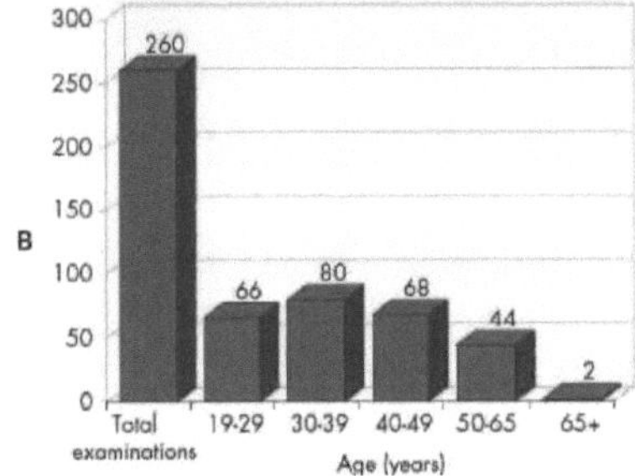

A,Um diagrama sumário dos resultados do estudo de Musich de 1370 pacientes adultos examinados consecutivamente: 30,5%, grupo de prestador individual (SPG) - 25,5% necessitavam de ortodontia corretiva convencional; 45.2%, grupo de provedor duplo (DPG) - dentro deste grupo, dois provedores primários foram necessários para completar o tratamento (Ortodontista/ dentista restaurador (O/R), 30,4%; Ortodontista/periodontista (O/P), 8,0%; Ortodontista/cirurgião oral (O/OS), 6,8%; e 24,3%, grupo de provedor múltiplo (MPG). Observa-se que 5% não necessitaram de tratamento ortodôntico e 65% necessitaram de terapia dupla e múltipla.**B,** Gráfico mostrando o número de adultos examinados pelo autor de acordo com a idade.Observa-se que 90% dos adultos foram examinados entre as idades de 19-49 anos.

Doentes adultos redefinidos: 19-80 anos

Idade Factores sociais abreviados

19-29 Muitos ainda estão a transitar para o nível adulto de independência

30-39Pressão   , Gravidez (70% dos adultos que procuram cuidados ortodônticos são mulheres), stress, dinheiro, articulação temporomandibular

40-49 Tempo para si próprio (antes que seja demasiado tarde)

50-65 Utilização de seguros, preparação para a reforma, outras questões de saúde ("manter-se jovem durante mais tempo")

66-80 Preservar e restaurar , papel importante da terapia interdisciplinar, incluindo implantes

Gráfico baseado numa divisão recomendada de doentes adultos por década de vida, que pode ser um fator nas decisões de tratamento.

Factores de seleção do plano de tratamento.

1. Patologia oral existente

2. Relação esquelética

3.   Abordagens terapêuticas disponíveis

4.   Extração (vs) Terapia sem extração

5.   Requisitos de ancoragem

6.   Falta de dentes (mutilação dentária)

1.   Patologia oral existente: inclui cáries recorrentes, falhas de restauração, cáries radiculares com envolvimento pulpar, perda óssea periodontal, sintomas da ATM e raízes retidas. Estas condições devem ser tratadas primeiro antes de se proceder à ortodontia com uma abordagem multidisciplinar.

2.   Relações esqueléticas : Nenhum crescimento com uma adaptabilidade esquelética mínima. Por conseguinte, são frequentemente necessários procedimentos cirúrgicos para corrigir desarmonias esqueléticas moderadas a graves.

3.   Abordagens terapêuticas disponíveis -

Deslocação dos dentes: a maioria requer forças de deslocação dos dentes

Ortopedia : não eficaz

Cirurgia ortognática: necessária em 10 a 20% dos pacientes adultos.

Dentisteria de restauração: frequentemente necessária.

4.   Extração (vs) Terapia sem extração: As extracções atípicas são normalmente realizadas em adultos A extração de 4 pré-molares clássicos para resolver apinhamentos raramente é realizada A extração de pré-molares superiores isoladamente é uma alternativa comum. Os padrões de extração atípicos variam desde a extração de um a quatro dentes com numerosas combinações para além de 1st e 2nd pré-molares.

Extracções assimétricas[126] e remoção de restaurações volumosas também são efectuadas. As extracções estratégicas são extracções ditadas por outras patologias como a periodontite ou outros danos irreversíveis. Uma análise cuidadosa conduzirá à extração estratégica para resolver problemas de alinhamento, bem como para eliminar dentes danificados.

5.   Requisitos de ancoragem : Os adultos têm um maior potencial de ancoragem devido à erupção completa dos 1st e 2nd molares, bem como à acentuada deriva mesial, particularmente na arcada mandibular. Por outro lado, a maioria dos pacientes adultos são parcialmente desdentados.

Implantes para ancoragem ortodôntica[127] desempenha um papel importante no seu tratamento. Os implantes integrados Osseo podem ser utilizados para ancoragem direta ou indireta.

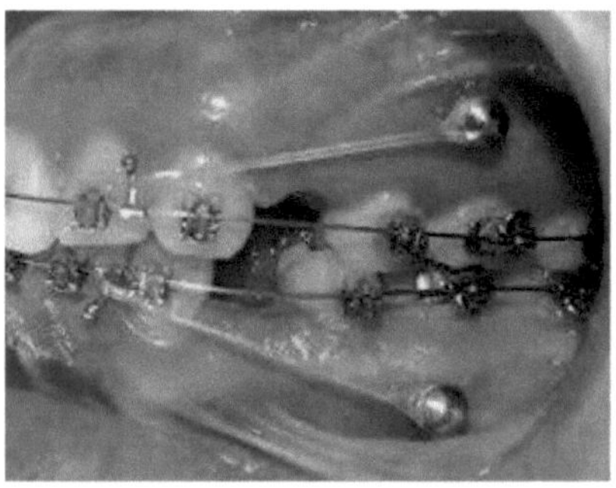

Implantes para ancoragem ortodôntica

A ancoragem direta utiliza forças de um implante real que toma o lugar de um dente em falta e eventualmente suporta uma restauração dentária.

A ancoragem indireta utiliza os implantes para estabilizar unidades dentárias específicas às quais são depois aplicadas forças clínicas[128] .

Uma forma simples e económica de ancoragem maxilar são as ligaduras **ZYGOMA**[129] .

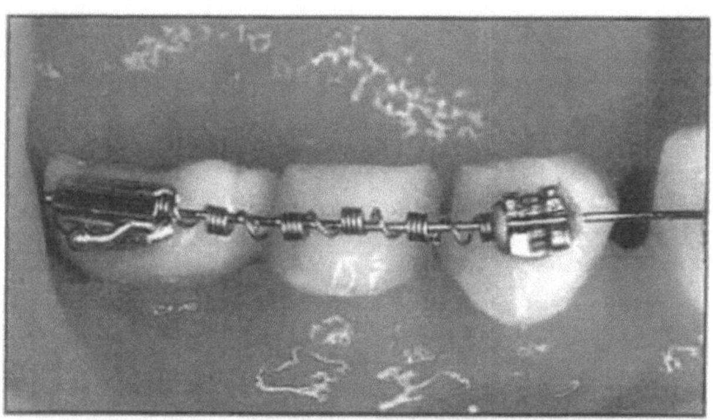

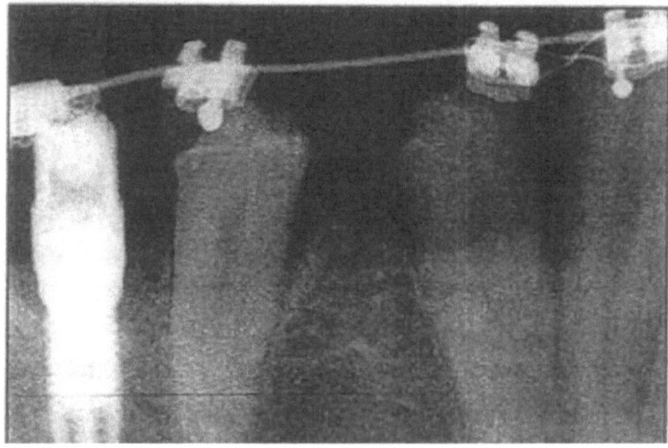

O molar é uma restauração provisória suportada por implantes e os bicúspides são também restaurações provisórias. Os implantes funcionaram igualmente bem como âncora contra estímulos de pressão e tensão.

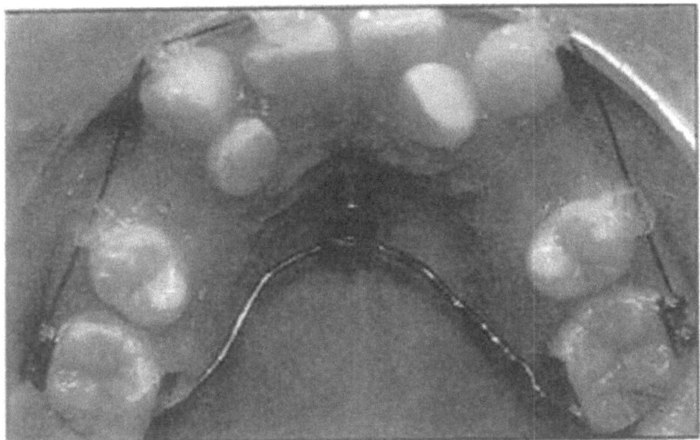

Sistema de ancoragem indireta com barra transpalatina soldada à manga do implante médio palatino osteointegrado e colada às superfícies palatinas dos molares para ancoragem absoluta.

A melhor qualidade óssea num paciente parcialmente desdentado é o arco zigomático e a crista infra-zigomática. São efectuados 2 orifícios na porção superior da crista infrazigomática e é puxado um fio duplo de aço inoxidável de 012" através deste canal. A este fio são fixadas molas helicoidais e elásticos para intrusão e retração dos anterios.

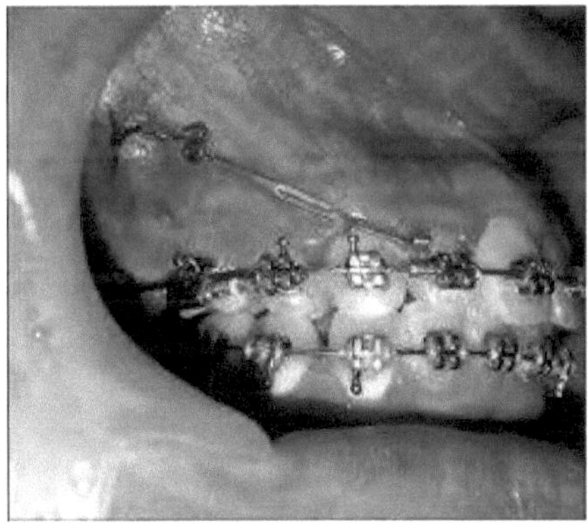

Ligaduras Zygoma utilizadas para ancoragem maxilar

Os pacientes adultos que necessitam de intrusão de molares para controlar a mordida aberta esquelética são os candidatos adequados para a ancoragem esquelética[130] .

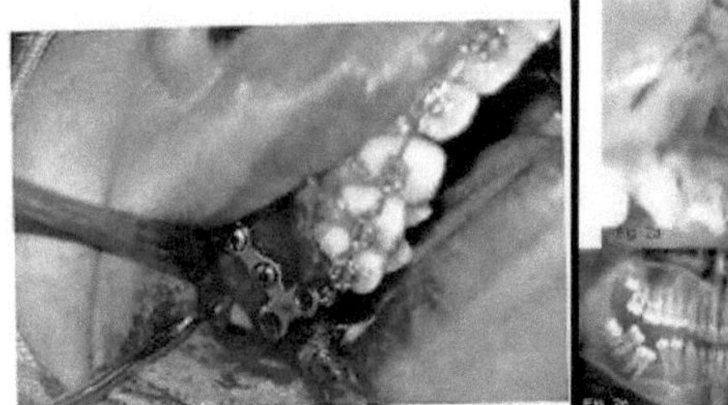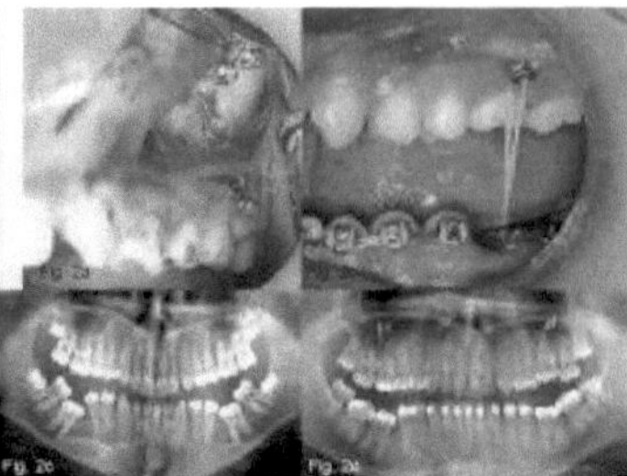

Ancoragem esquelética para correção de mordida aberta

Miniplacas de titânio foram fixadas na cortical vestibular ao redor das regiões apicais de 6 e 7 em ambos os lados. Fios elásticos foram utilizados como fonte de força ortodôntica para reduzir a altura excessiva (3 a 5mm) dos molares. O sistema foi muito eficaz.

Os implantes biodegradáveis[131] foram concebidos para proporcionar funções de ancoragem em adultos e adolescentes, sendo depois reabsorvidos sem reacções de corpo estranho. Não são necessárias operações secundárias para remoção no final do tratamento ortodôntico. A reabsorção efectua-se num prazo de 9 a 12 meses.

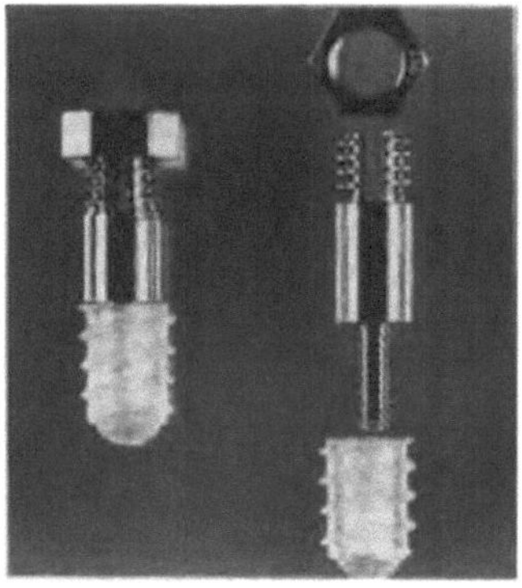

Sistema de implante BIOS que inclui (i) um corpo de implante reabsorvível e
(ii) um pilar metálico com parafuso de fixação

(6)   Falta de dentes (mutilações dentárias)

Nos adultos, a maioria destes espaços não pode ser fechada sem uma prótese, quer seja uma substituição temporária do dente durante a terapia FA, quer seja uma prótese fixa mais tarde. Os implantes tornaram-se uma alternativa fiável. Por conseguinte, é necessária uma abordagem de equipa multidiscipilinar para as suas reabilitações completas.

OBJECTIVOS DO TRATAMENTO ORTODÔNTICO

Uma vez que o adulto difere em muitos aspectos do adolescente e apresenta limitações, o objetivo da ortodontia do adulto seria diferente do do adolescente. De acordo com ACKERMAN, a ortodontia do adulto preocupa-se com um equilíbrio entre "alcançar contactos proximais e oclusais óptimos dos dentes, estética dentofacial aceitável, função normal e estabilidade razoável".

A tríade de **Jackson** de objectivos tradicionais (ou seja, estética, função e equilíbrio estrutural) não é realista nem sempre necessária para todos os pacientes adultos. Os objectivos oclusais da Classe I podem ser considerados ao longo do tratamento para pacientes com vários grupos de prestadores. O ortodontista tenta normalmente atingir os seguintes objectivos quando trata pacientes adultos:

1.   **Paralelismo dos dentes do pilar**[132] : (Permite a inserção de substituições de unidades múltiplas e não requer cortes excessivos ou desvitalizações durante a preparação do pilar).

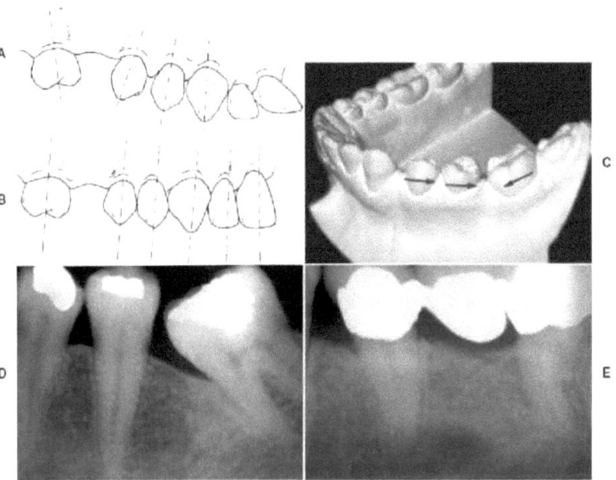

Exemplo clínico de tratamento de adultos com o objetivo de paralelismo dos dentes pilares.A, Desvio e alargamento dos dentes maxilares causados por mutilação, doença periodontal e forças oclusais e musculares.B, Preparação ortodôntica que deve produzir paralelismo dos segmentos anterior e posterior antes da dentisteria restauradora que envolve estabilizações completas da arcada.A reangulação ortodôntica dos dentes adjacentes aos dentes perdidos é um objetivo importante para facilitar a saúde periodontal a longo prazo e a estética do dente substituído nas porções posterior e anterior da boca

2.   **Distribuição mais favorável dos dentes**[134] : (os dentes devem ser distribuídos uniformemente para a substituição de próteses fixas e amovíveis em cada arcada.

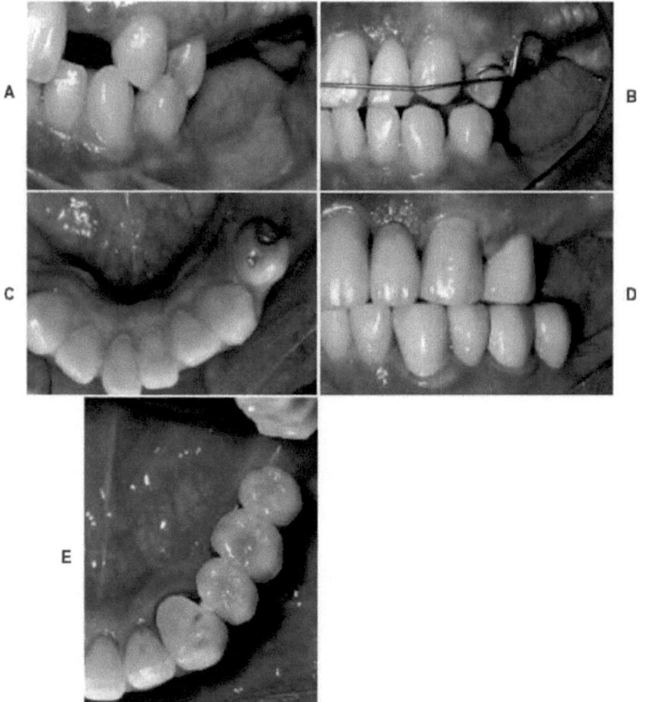

Exemplo clínico do objetivo 2 do tratamento de adultos: distribuição mais favorável dos dentes. A, Primeiros pré-molares, os únicos dentes presentes nos quadrantes maxilar e mandibular esquerdos de um homem de 56 anos. B, Uma combinação de aparelhos fixos e removíveis foi usada para mover o primeiro pré-molar mandibular um espaço de pôntico para distal no quadrante esquerdo. C, Pré-operatório. Note o primeiro pré-molar inferior esquerdo adjacente ao canino. D, Restauração final. O movimento distal do pilar do primeiro pré-molar criou um espaço pôntico entre o canino e o pilar distal do pré-molar. E, A melhor distribuição dos pilares permitiu esta restauração inferior esquerda de quatro unidades, evitando a necessidade de uma prótese parcial de extensão distal ou implantes.

3.	**Redistribuição das forças oclusais e incisais**[133] : os casos com perda óssea de 60 a 70% exigiam que os garfos oclusais fossem direcionados verticalmente ao longo do longo eixo da raiz para manter a dimensão vertical oclusal.

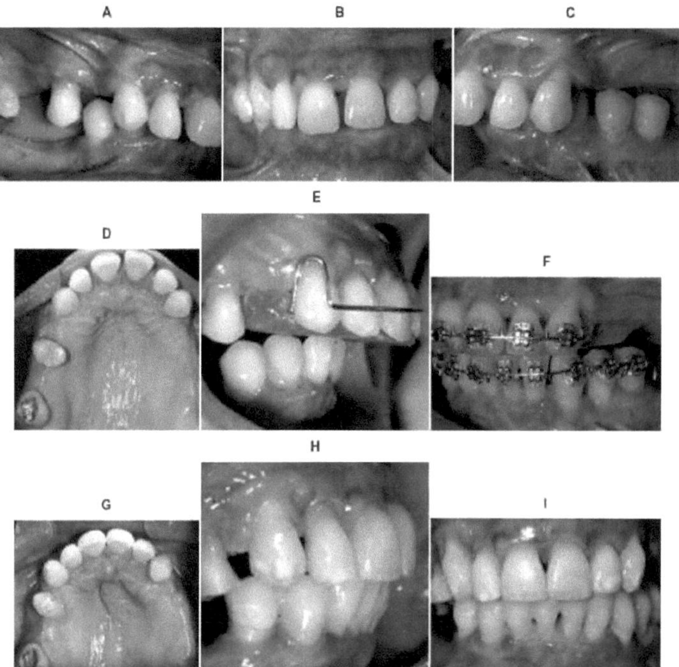

Exemplo clínico do objetivo 3 do tratamento de adultos: redistribuição das forças oclusais e incisais. A, Nenhum dente natural pára numa mulher de 45 anos. O contacto dentário inicial em relação cêntrica foi entre o primeiro pré-molar inferior e o segundo pré-molar superior. B, Anteriormente, a mandíbula encaixa-se na arcada maxilar. C, Sem contacto dentário no lado esquerdo. D, As indentações do tecido mole indicam a localização do contacto do incisivo inferior com o palato. E, Protrusão maxilar severa. Foi utilizado um plano de mordida Hawley para localizar a relação cêntrica na vertical aceitável. F, Após o alinhamento da maxila e da mandíbula, foi colocada uma tala antes da osteotomia segmentar da maxila. A osteotomia posicionou os caninos maxilares axialmente para contactarem com a dentição inferior bilateralmente. G, Após a cirurgia, as plataformas oclusais colocadas nos caninos superiores suportam a dimensão vertical. H, Três anos após o tratamento. I, Anteriores inferiores colados com resina composta como forma de retenção.

4. **Espaço de embrasadura adequado e posição correta da raiz**[134] : Permite uma melhor saúde periodontal, especialmente quando é necessário colocar restaurações A limpeza interproximal torna-se mais fácil.

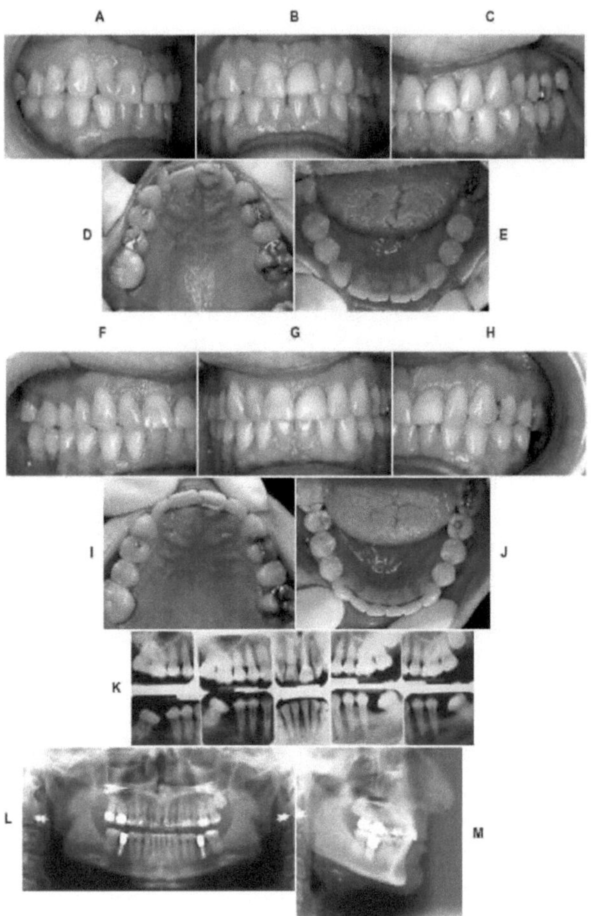

Exemplo clínico do objetivo 4 do tratamento de adultos: espaço de embrasure adequado e posicionamento radicular apropriado.

A-Ef Fotografias intra-orais de Preireaimeni mostrando embrasures comprometidas e posição alterada da raiz dos segundos molares inferiores, impedindo restaurações corretas. F-Jf Fotografias intra-orais de Posiireaimeni mostrando a posição corrigida da coroa e da raiz. Note-se a correção da rotação do n.º 7 e a correção do espaçamento anterior inferior. Kf Radiografias de pré-tratamento. Notar a rotação do n.º 7 e do n.º 10 e a inclinação dos n.ºs 18 e 31. Lf Radiografia panorâmica de longo prazo. Observar a estabilidade contínua dos números 18, 19, 30 e 31 e o número 7, previamente rodado, 7 anos após o tratamento ortodôntico. Mf Cefalograma de longo prazo. Note-se a estabilidade contínua da oclusão posterior 7 anos após o tratamento ortodôntico.

5. **Plano oclusal adequado e potencial para orientação incisal numa dimensão vertical satisfatória**: Numa dentição mutilada com colapso da mordida, pode ser estabelecido um plano oclusal adequado através do HAWLEY BITE PLANE com a plataforma do plano anterior ajustada em ângulos rectos ao longo eixo dos incisivos inferiores[26] . Isto permite relações cêntricas num VD aceitável.

-O plano de mordida também permite a atividade neuromuscular bilateral simultânea, quando ajustado na altura vertical correta

- A curva da lança deve ser suave a plana bilateralmente. Isto é difícil de conseguir se existirem molares supra-

40

erupcionados.

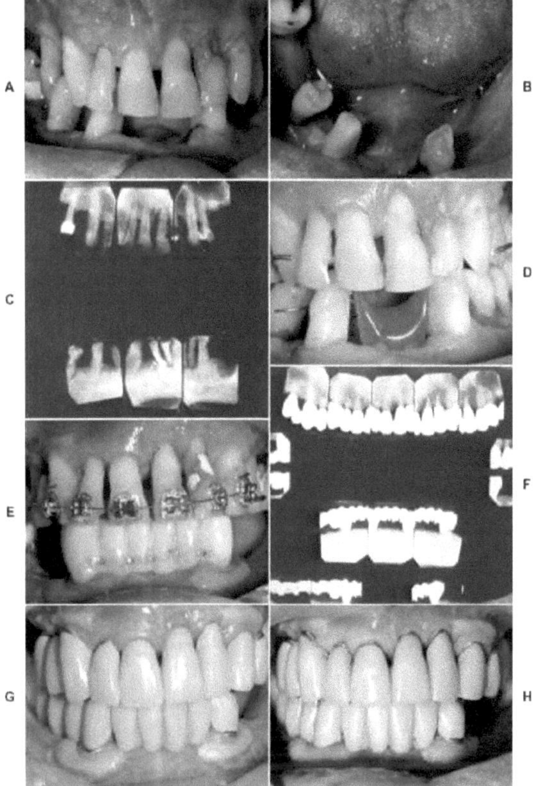

Exemplo clínico do objetivo de tratamento 5 para adultos: plano oclusal aceitável e potencial para orientação incisal numa dimensão vertical satisfatória. A, Sem paragens oclusais bilateralmente num paciente de 61 anos. O pré-molar inferior direito tinha apenas fixação de tecido mole. B, Caninos inferiores com inclinação lingual e móveis. C, Pré-operatório. D, Foram colocados aparelhos removíveis superiores e inferiores para suportar a altura vertical e mover cada canino inferior labialmente sobre o seu suporte basal. E, Depois de os caninos inferiores terem sido posicionados axialmente, o dentista restaurador (Dan Casullo, Filadélfia) colocou uma restauração provisória. Foi então adicionada uma plataforma ao aparelho superior (para determinar a vertical satisfatória), e os incisivos superiores foram alinhados. F, Sete anos de pós-operatório. G, Restauração final. H, Vinte anos de acompanhamento do paciente com perda avançada de inserção.

6. **Relações adequadas dos pontos de referência oclusais**[135] : quando os dentes são restaurados, devem ser posicionados de modo a obter pontos de referência bucolinguais aceitáveis. As mordidas cruzadas posteriores que não podem ser submetidas a cirurgia são posicionadas de forma a que as cúspides vestibulares maxilares contactem com a fossa central inferior com o cross-over para orientação incisal na área dos pré-molares ou caninos.

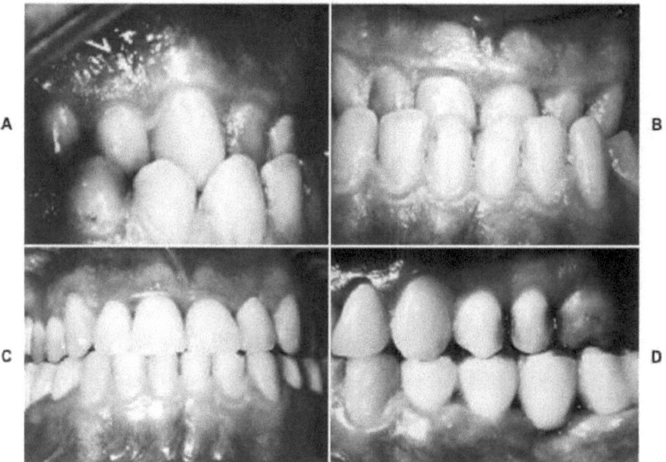

__Exemplo clínico do objetivo 6 do tratamento de adultos: relações adequadas dos pontos de referência oclusais.__ A, B,

Relação de classe 111 com discrepância esquelética transversal grave que exigiu reconstrução posterior inferior. __C,__ O segmento anterior pode ser posicionado normalmente para fornecer orientação incisal. A oclusão posterior foi deixada em mordida cruzada devido à deficiência transversal da maxila. __D,__ Observe o esquema oclusal que permite que a mordida cruzada ocorra na área dos pré-molares.

7.   **Melhor competência e suporte labial**[135] : Os adultos têm lábios superiores longos, o que impede uma retração significativa da maxila. Em casos que requerem restaurações anteriores, a retração é recomendada para alcançar a competência labial. Os incisivos inferiores que se estendem 1 a 2 mm para dentro da mucosa palatina (casos de Classe II Div 1) causam irritações nos tecidos moles. Assim, o seu IMPA é aumentado (105° a 120°) para estabelecer a orientação incisal. É criado um suporte labial adequado para evitar rugas que tornam o rosto prematuramente envelhecido.

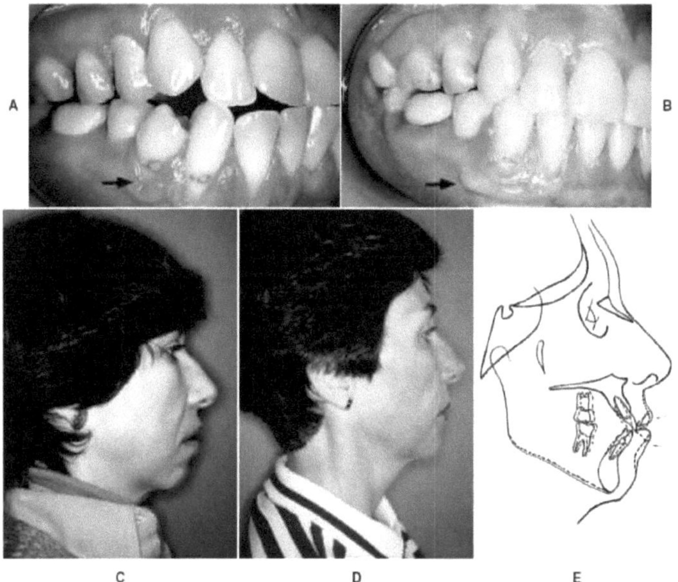

Exemplo clínico de tratamento ortodôntico adicional para adultos, objetivo 7: melhor competência e suporte labial. A, Oclusão direita prétratamento ilustrando mordida aberta, incisivos superiores e inferiores protrusivos com apinhamento e recessão gengival (seta). B, Oclusão direita pós-tratamento, ilustrando a correção da má oclusão pré-existente e a retração dos incisivos com a extração dos n.º 5, n.º 12, n.º 21 e n.º 28 e a correção da recessão gengival (seta). C, Perfil pré-tratamento mostrando incompetência labial causada por protrusão dentoalveolar. D, Perfil pós-tratamento mostrando melhora da competência labial e relaxamento do mento. E, Sobreposição cefalométrica mostrando a correção da protrusão incisiva e a subsequente melhoria da posição dos lábios (setas).

8. Melhoria do rácio coroa/raiz[136,137,138] : Se a perda óssea for isolada num único dente, o comprimento das coroas clínicas é reduzido e o dente pode ser erupcionado ortodonticamente, melhorando assim a relação coroa/raiz

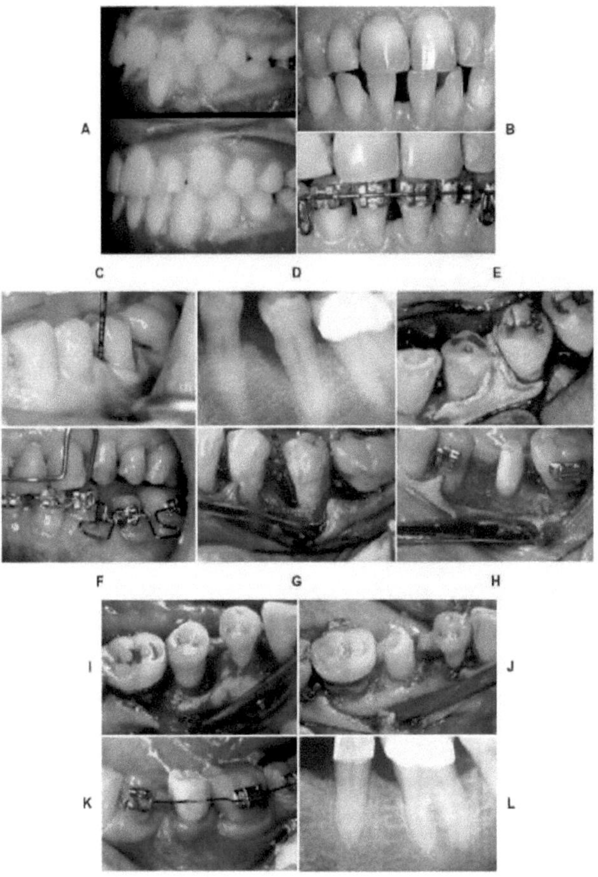

Exemplo clínico do objetivo 8 do tratamento de adultos: melhoria da relação coroa/raiz. A, Antes da correção de uma mordida cruzada de incisivo. Note a posição gengival normal no incisivo lateral inferior esquerdo deslocado ibialmente num paciente de 14 anos de idade. Após o alinhamento do incisivo inferior, as margens gengivais eram confluentes. **B,** Zona estreita de gengiva aderida num paciente de 61 anos de idade. À medida que os incisivos inferiores foram retraídos e deixados a erupcionar, foi criada mais gengiva incisogengivalmente. **C,** Mulher adulta com grande defeito ósseo na mesial do pré-molar inferior esquerdo. Note-se a profundidade de sondagem significativa. **D,** Radiografia pré-operatória do defeito intraósseo. **E,** Antes do movimento ortodôntico, a regeneração tecidual guiada foi utilizada para criar uma nova inserção e, em seguida, a erupção foi utilizada para eliminar qualquer defeito ósseo remanescente. Note-se que foi colocada uma membrana não reabsorvível sobre o defeito, que foi deixada a cicatrizar e removida 8 semanas mais tarde. **F,** O dente foi extruído para resolver o defeito intraósseo. **G,** Vista bucal do defeito intraósseo pré-operatório. **H,** Vista vestibular do novo osso após o dente ter sido extruído e preparado para uma restauração. **I,** Vista lingual do defeito intraósseo pré-operatório. **J,** Vista lingual do novo osso após a regeneração e movimentação do dente. **K,** Restauração provisória. O defeito ósseo foi corrigido e a relação coroa/raiz foi melhorada. **L,** Aspeto radiográfico do pré-molar

Melhoria (ou) correção de defeitos mucogengivais e ósseos[139] :

O reposicionamento de dentes proeminentes melhorará a topografia gengival. Em adultos o objetivo deve ser nivelar o osso do peito entre as JCE adjacentes: alterações favoráveis do osso e dos tecidos moles diminuirão a necessidade de cirurgia muco-gengival.

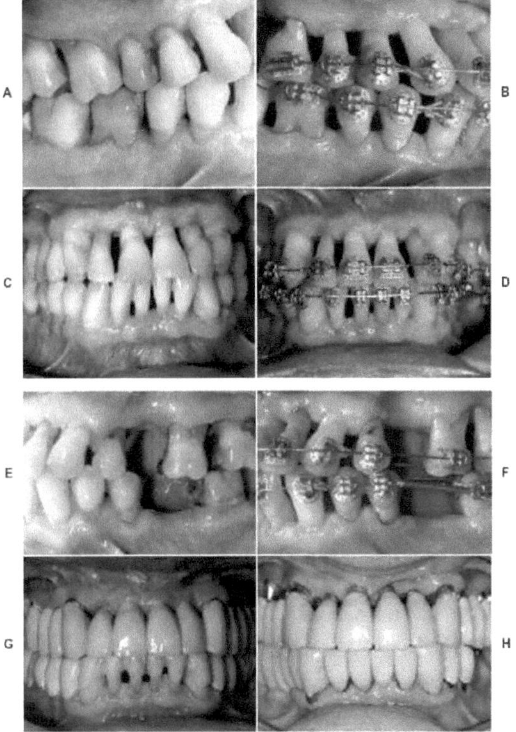

Exemplo clínico do objetivo 9 do tratamento de adultos: melhoria ou correção do estado mucogengival

e defeitos ósseos; e objetivo de tratamento para adultos 10: melhor auto-manutenção da saúde periodontal. A, C, E, Forma gengival após controlo da inflamação e terapia oclusal com um plano de mordida num homem de 58 anos. Em pacientes com colapso da mordida posterior, os dentes posteriores são desarticulados com um aparelho de plano de mordida Hawley durante a destartarização e o alisamento radicular. B, D, F, Posicionamento ahexial dos dentes. Notar as alterações na forma da gengiva. (A topografia melhorou à medida que o colapso da mordida foi corrigido e os dentes foram posicionados corretamente). Além disso, o controlo da inflamação gengival é mais fácil depois de se ter estabelecido uma melhor posição dos dentes. G, Dois anos após o tratamento. H, Acompanhamento de vinte e dois anos. O paciente manteve os seus dentes naturais.

8. **Melhor auto-manutenção** da **saúde periodontal**: A melhoria da auto-manutenção da saúde periodontal ocorre com a posição correta dos dentes[140,141,142]. Isto pode ser observado após a correção do colapso da mordida e do desvio mesial acelerado.

9. **Melhoria estética e funcional**[26] : Um plano deve proporcionar uma estética dentofacial aceitável e permitir melhorias a nível muscular, funcional, discurso normal e mastigatório.

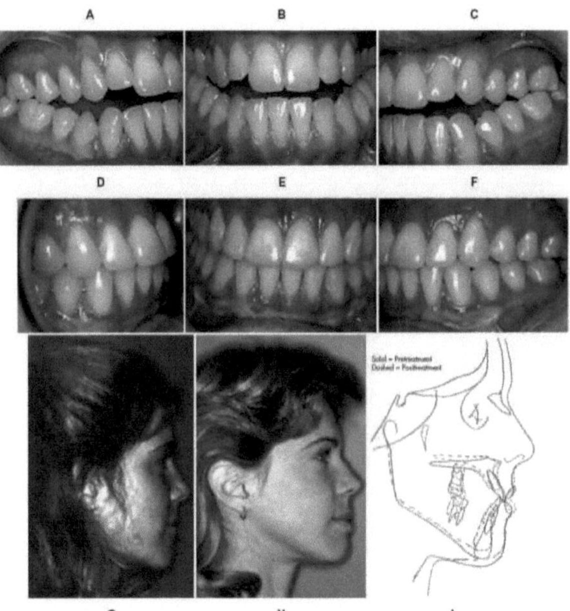

Exemplo clínico de tratamento ortodôntico adicional para adultos, objetivo 11: melhoria estética e funcional. A-C, Fotografias intra-orais de pré-tratamento mostrando função oclusal diminuída devido à mordida aberta anterior significativa e mordida cruzada posterior. No exame inicial, a paciente apresentava dor severa na articulação temporomandibular e dor miofascial porque era forçada a "fulcrar" com a oclusão do segundo molar. D-F, Fotografias intra-orais pós-tratamento que mostram a correção da má oclusão através de uma sequência de tratamento que incluiu (1) terapia com splint para melhorar o conforto, (2) enxerto gengival delower anterior para proteger de novas recessões, (3) descompensação ortodôntica e alinhamento para preparar a cirurgia da mandíbula, (4) cirurgia ortognática com impactação posterior da maxila e auto-rotação mandibular com recuo mandibular, (5) conclusão do tratamento ortodôntico, e (6) estabilização com terapia contínua com guarda-noturno. G, Fotografia do perfil pré-tratamento. H, Perfil pós-tratamento

Fotografia que ilustra a melhoria estética favorável que acompanhou a melhoria funcional. I, Sobreposição cefalométrica mostrando as alterações dentárias, do osso basal e dos tecidos moles que acompanharam o plano de tratamento interdisciplinar. Note-se que a articulação temporomandibular, a dor miofascial e as dores de cabeça diminuíram à medida que as relações funcionais maloclusivas do sistema mastigatório foram corrigidas.

12. CONSIDERAÇÕES BIOMECÂNICAS NA ORTODONTIA DE ADULTOS

O tratamento ortodôntico no adulto deve ser planeado sem a expetativa de que o crescimento ou quaisquer alterações nas relações dos maxilares compensem as discrepâncias interarcos. É necessário um controlo biomecânico preciso do movimento dentário para conseguir a correção da má oclusão em todas as 3 dimensões.

-As forças utilizadas nos adultos devem estar a um **nível mais baixo** do que as utilizadas nas crianças. As forças iniciais devem ainda ser mantidas baixas porque o conjunto imediato de células progenitoras disponíveis para reabsorção é baixo[73,75] .

-Em adultos com envolvimento periodontal onde o osso foi perdido, as PDL são diminuídas com o resultado de que a mesma força contra a coroa produziria maior pressão nas PDL. **A magnitude absoluta da força deve, por conseguinte, ser reduzida**[75,76] .

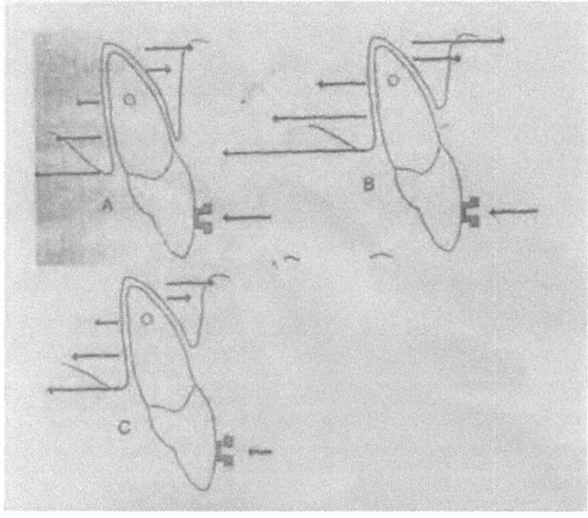

Num dente com um periodonto reduzido, o centro de resistência move-se mais apicalmente

A perda óssea marginal faz com que O C_{RES} (b) seja deslocado apicalmente. A magnitude do momento de inclinação é o produto da força e da distância (ponto de aplicação da força ao^{C} RES) .

Uma vez que o C_{RES} se moveu apicalmente, maior será o momento de inclinação para a mesma força, pelo que é necessário um CONJUNTO de contra-vela para afetar o movimento do CORPO.

-Os níveis de força devem ser reduzidos, mas a magnitude do par aplicado para contrariar a tendência para a inclinação não deve ser reduzida proporcionalmente.

-Na presença de perda óssea marginal, devem ser mantidas forças intrusivas leves e contínuas.

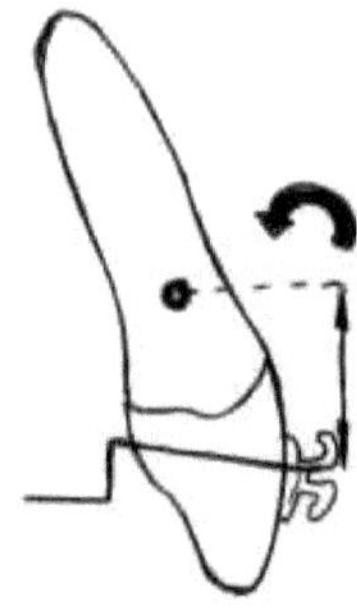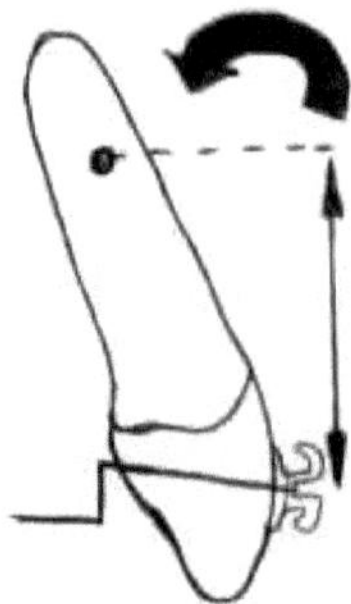

A intrusão tem, em casos com periodonto reduzido, um efeito de inclinação maior do que em dentes com altura óssea alveolar normal.

Seleção de mecânicos

O aparelho deve produzir um sistema de força controlado e constante nos três planos para permitir uma baixa taxa de deflexão do chumbo

Controlo vertical e perfil facial

A manutenção do controlo vertical e do perfil facial é muito importante no tratamento de pacientes adultos. Uma criança tolera melhor o movimento dentário extrusivo, pois o crescimento condilar e o desenvolvimento vertical do processo alveolar durante a infância permitem esse movimento dentário. Em contraste, qualquer movimento extrusivo dos dentes posteriores no adulto levará a uma abertura da mordida através da rotação para trás da mandíbula, resultando num aumento da altura facial e do overjet.

A extrusão dos incisivos pode não ser desejável, uma vez que a maioria dos pacientes que sofrem de doença periodontal avançada tem dentes superiores extruídos e espaçados. Estes pacientes necessitam de intrusão e retração.

Perda de controlo vertical

A extrusão não intencional é possível tanto com aparelhos fixos quanto com aparelhos removíveis. De acordo com **Burstone**, esta perda de controlo vertical é possível em vários casos de terapia **com aparelhos fixos**, tais como.

-A ponta dobra-se para trás   -Força excessiva

-Posicionamento incorreto do bracket -   Correção da raiz anterior

A perda do controlo vertical também é possível com a utilização de **aparelhos removíveis**, tais como

-Bloco de mordida

-Molas activas

Aparelhos magnéticos

Deve ter-se um cuidado considerável na utilização dos aparelhos acima referidos, de modo a evitar a extrusão desnecessária de dentes.

MECANOTERAPIA MODIFICADA EM ADULTOS

Tratamento de arcada segmentada[143] é amplamente utilizado em adultos. Cria uma unidade de ancoragem estável que consiste em vários dentes rigidamente ligados entre si para criar um equivalente funcional de um único dente de ancoragem grande e multi-radicular. Esta ancoragem é utilizada para fornecer uma força controlada com precisão contra os dentes a serem movidos.

A intrusão é frequentemente necessária para o nivelamento de ambas as arcadas. Devido à falta de crescimento, mesmo pequenas extrusões levam a rotações mandibulares.

É conseguida através da MECÂNICA SECCIONAL em adultos. Em adultos com envolvimento periodontal, a ancoragem é suscetível de ser comprometida, pelo que são utilizadas arcadas linguais soldadas para ancoragem.

Burstone - arcos depressivos de tipo[144] (ou) **arcos utilitários de Rickets**[145] ambos utilizando um longo vão desde os segmentos posteriores estabilizados até à área anterior onde se pretende a intrusão.

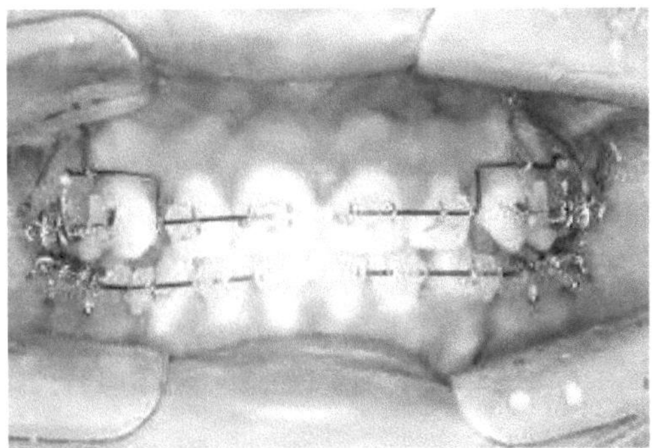

Arco de intrusão de três peças em Burstone

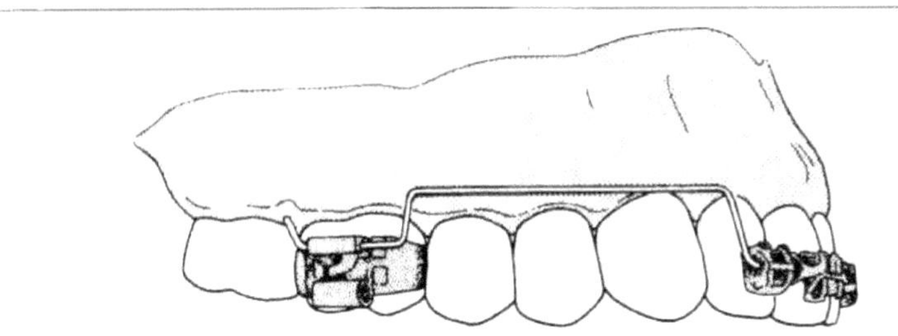

Arco utilitário

As forças devem ser extremamente leves para a intrusão anterior, caso contrário a posterior será extrudida. O potencial problema com a intrusão em adultos periodontalmente envolvidos é o DEEPENENING OF PERIODONTAL POCKETS devido à formação de um manguito epitelial. A relação raiz-coroa é um fator importante no prognóstico a longo prazo - o encurtamento da coroa melhora-o.

Encerramento do espaço: O fio de arco contínuo pode ser utilizado para o encerramento do espaço em adultos, mas a abordagem segmentada tem as suas próprias vantagens.

1. A retração direta do aparelho extrabucal para deslizar os dentes ao longo da arcada não é possível porque não é realista esperar que um adulto o use a tempo inteiro.

2. O fecho do espaço em duas etapas com mecânica sem fricção reduzirá a tensão na fixação e é altamente recomendado.

3. A tentativa de limpeza de espaços em locais de extração antigos é problemática. Planear uma substituição protética.

13. DE ACORDO COM PROFFIT, O PROCEDIMENTO ORTODÔNTICO PARA ADULTOS PODE SER CONVENIENTEMENTE CLASSIFICADO EM TRÊS CATEGORIAS.[146]

1. Tratamento adjuvante
2. Tratamento global
3. Tratamento cirúrgico-ortodôntico

TIPOS DE TRATAMENTO ORTODÔNTICO PARA adultos

	TRATAMENTO ADJUVANTE	TRATAMENTO COMPLETO
Goa)	Facilitar o controlo da doença e o restabelecimento da função	Para obter uma oclusão ideal
Realizado por	Dentista geral/ Ortodontista	Especialista em ortodontia
Âmbito de aplicação	Menos de um arco completo	Umorbotarches
Tipo de aparelhos	Principalmente removível	Maioritariamente fixos Aparelhos
Tempo	3-6 meses	8 - 36 meses
Tipo de problemas	Extrusão, Molaruprighting, Redistribuição do espaço, Alinhamento dos incisivos	Mordida aberta, mordida profunda, má oclusão de classe II ou III, excesso de ordeficiência esquelética

TRATAMENTO ADJUVANTE:

O tratamento ortodôntico adjuvante é o movimento dentário efectuado para facilitar outros procedimentos dentários necessários para controlar a doença, restaurar a função e melhorar a aparência. Tratamento adjuvante: um grupo mais velho, na casa dos 40 ou 50 anos, que tem outros problemas dentários e que necessita de ortodontia como parte de um plano de tratamento mais alargado. O objetivo principal é substituir os dentes em falta ou danificados. A duração do tratamento tende a ser de alguns meses, raramente superior a um ano, e a retenção a longo prazo é normalmente assegurada pelas restaurações.

A ortodontia adjuvante deve ser cuidadosamente coordenada com o tratamento periodontal e restaurador.

Normalmente, o tratamento adjuvante envolve um ou todos os vários procedimentos:

-Reposicionamento de dentes que se desviaram após extracções ou perda óssea, de modo a facilitar a colocação de próteses parciais removíveis ou fixas ou mesmo de implantes.

-Erupção forçada de dentes muito partidos para expor uma estrutura radicular sólida sobre a qual se podem colocar coroas.

-Alinhamento dos dentes anteriores para permitir restaurações mais estéticas ou uma esplintagem bem sucedida.

-Correção de mordidas cruzadas se estas comprometerem a função dos maxilares.

Objectivos:[146]

-Facilita o tratamento restaurador, posicionando os dentes de modo a que possa ser utilizada uma técnica mais ideal e conservadora.

-Melhorar a saúde periodontal, eliminando as áreas que albergam a placa bacteriana e melhorando o contorno do rebordo alveolar adjacente aos dentes.

-Estabelecer rácios coroa/raiz favoráveis e posicionar os dentes de modo a que as forças oclusais sejam transmitidas ao longo do longo eixo dos dentes.

Caraterísticas da terapia [148]

A ortodontia adjuvante implica objectivos ortodônticos limitados

(a)   Os aparelhos são necessários apenas numa parte da arcada dentária. (i.e.) aparelho fixo parcial.

(b)   O tratamento deve ser concluído no prazo de 6 meses.

(c)   O tratamento ortodôntico para as DTM não deve ser considerado adjuvante.

Consideração do diagnóstico e do planeamento do tratamento [146]

O planeamento do tratamento adjuvante exigiu 2 passos.

a.   recolher uma base de dados adequada

b.   Elaborar uma lista exaustiva mas clara do problema do paciente Os registos incluem IOPA e radiografias panorâmicas

-Não é necessário efetuar um cefalograma antes do tratamento.

-São necessários moldes dentários feitos a partir de uma impressão totalmente alargada que cubra o contorno do osso alveolar de suporte.

Sequência de tratamento

Após o desenvolvimento de um plano de tratamento abrangente, 1st passo é controlar a doença dentária ativa. (i.e.) cáries activas, patologia pulpar, doença periodontal antes de se iniciar qualquer movimento dentário ortodôntico. Por exemplo, a doença periodontal deve ser controlada antes de se iniciar qualquer ortodontia, porque o movimento dentário ortodôntico sobreposto a uma saúde periodontal mal controlada pode levar a uma quebra rápida e irreversível do aparelho de suporte periodontal[148] .

A raspagem, a curetagem (por procedimentos de retalho aberto, se necessário) e os enxertos gengivais devem ser efectuados conforme apropriado. A eliminação cirúrgica da bolsa e a cirurgia óssea devem ser adiadas até à conclusão da fase ortodôntica do tratamento, uma vez que ocorre um recontorno ósseo e dos tecidos moles significativo durante a movimentação ortodôntica dos dentes.

Estudos clínicos têm demonstrado que o tratamento ortodôntico de adultos com problemas periodontais normais e comprometidos pode ser concluído sem perda de inserção, desde que haja uma boa terapia periodontal, tanto inicialmente como durante a movimentação dentária[149,150].

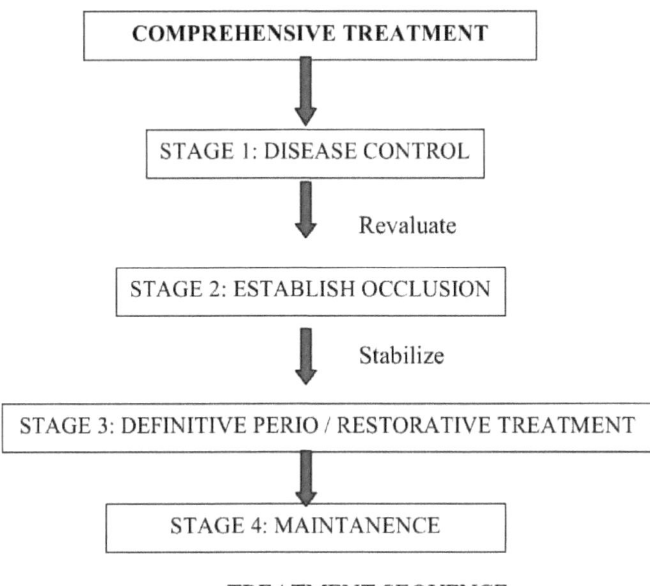

TREATMENT SEQUENCE

Possível movimentação dentária em tratamento adjuvante[146]

(a)   Movimentos mesiais ou distais de coroas e raízes específicas.

(b)   Correção da inclinação axial de dentes desviados.

(c)   Correção da posição vestibulolingual de certos dentes

(d)   Correcções de rotações.

A intrusão de dentes é evitada como procedimento adjuvante devido às dificuldades técnicas envolvidas e à possibilidade de complicações periodontais.

Os dentes excessivamente extruídos são tratados através da redução da altura da coroa, o que melhora a relação coroa/raiz.

Considerações biomecânicas:[146]

O controlo da ancoragem requer que os dentes de ancoragem não possam inclinar-se. Esta é a principal razão pela qual o tratamento adjuvante geralmente requer um aparelho fixo.

-        Recomenda-se a utilização de suportes duplos com uma dimensão de ranhura de 0,022, de preferência

-        A ranhura retangular controla a inclinação axial buco - lingual

-        O suporte duplo evita rotações e inclinações indesejáveis

-        Uma ranhura maior permite a utilização de fios estabilizadores mais rígidos.

-        Os brackets são colocados numa posição ideal apenas nos dentes a serem movidos, os restantes dentes são incorporados no sistema de ancoragem e são colocados de forma a que as ranhuras dos arcos fiquem estreitamente alinhadas. O encaixe passivo dos fios nos dentes de ancoragem produz uma perturbação mínima dos dentes.

Os procedimentos habitualmente efectuados como parte do tratamento ortodôntico adjuvante são

-Endireitamento dos dentes posteriores   - Alinhamento dos dentes.

-Erupção forçada   - Correção da mordida cruzada.

- Endireitamento dos dentes posteriores[146]

Quando um dente posterior é perdido, os dentes adjacentes normalmente inclinam-se, desviam-se ou rodam. À medida que estes dentes se movem, o tecido gengival adjacente fica dobrado e distorcido, formando uma pseudo-bolsa que alberga placa bacteriana e que pode ser praticamente impossível de limpar pelo paciente.

Ao planear a verticalização dos molares, são considerados os seguintes factores

1.   **Se o 3rd molar estiver presente, se o 2nd e o 3rd molar devem ser verticalizados**.

Para muitos doentes, o posicionamento distal do terceiro molar deslocaria este dente para uma posição em que não seria possível manter uma boa higiene ou em que o terceiro molar verticalizado não estaria em oclusão funcional. Nestas circunstâncias, é mais adequado extrair o terceiro molar.

2.   **Se os dentes inclinados devem ser verticalizados através do movimento distal da coroa,** que aumentaria o espaço disponível para um pôntico posterior, ou através do movimento mesial da raiz, que manteria, reduziria ou até fecharia o espaço edêntulo.

Esta decisão dependerá de :

a)   Posição do dente oposto.

b)   Oclusão desejada

c)   Ancoradouro disponível

d)   Contorno do osso na área da crista edêntula.

Se as condições não forem favoráveis, é preferível a inclinação da coroa distal para a verticalização do molar.

3.   Se **é permitida uma ligeira extrusão de um molar inclinado** ou se a altura oclusal existente deve ser mantida enquanto ocorre a verticalização. A inclinação de um dente para distal geralmente faz com que ele extrude. Isto tem o mérito de reduzir a profundidade da pseudo-bolsa encontrada na superfície mesial. Além

disso, se a altura da coroa clínica for sistematicamente reduzida à medida que a verticalização prossegue, a relação final entre o comprimento da coroa e da raiz será melhorada.

4. Se os pré-molares devem ser reposicionados.

Depende da posição destes dentes, dos contactos existentes e da intercuspidação oposta, bem como do plano de restauração.

Em muitos casos, tem de ser reposicionado porque é desejável fechar o espaço entre os pré-molares quando se colocam os molares na vertical, uma vez que isso melhorará o prognóstico periodontal e a estabilidade a longo prazo.

APARELHO PARA VERTICALIZAÇÃO DE MOLARES[146]

Um aparelho fixo parcial com os acessórios necessários (braquetes duplos largos e tubo auxiliar colocado na gengiva) é preferível para verticalizar molares inclinados.

Alinhamento inicial do bracket: utilizando um fio flexível leve, como um A-NiTi 17 x 25 ou um aço inoxidável entrançado 17x25, do molar ao canino.

Desde o momento da colocação do fio inicial, é sempre aconselhável aliviar os contactos oclusais contra o molar. Se isso não for feito, os molares não se inclinam. Isso atrasa muito o movimento dentário desejado e pode causar uma mobilidade dentária excessiva.

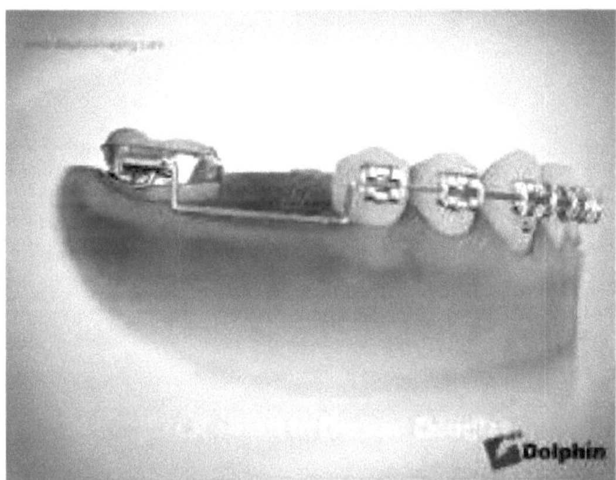

Mola de verticalização dos molares

Se o molar estiver severamente inclinado para distal, um fio contínuo que verticalize o molar também inclinará o 2nd pré-molar para distal, o que é indesejável. Por isso, é melhor efetuar a maior parte da verticalização utilizando uma mola de verticalização seccional.

Um fio retangular rígido (19 x 25 SS) mantém a relação dos dentes no segmento de ancoragem e uma mola auxiliar é colocada no tubo auxiliar do molar.

A mola de verticalização é formada por uma mola 17 x 25 β-Ti sem um laço helicoidal ou por uma mola

17x25 SS com um laço adicionado para reduzir o nível de força.

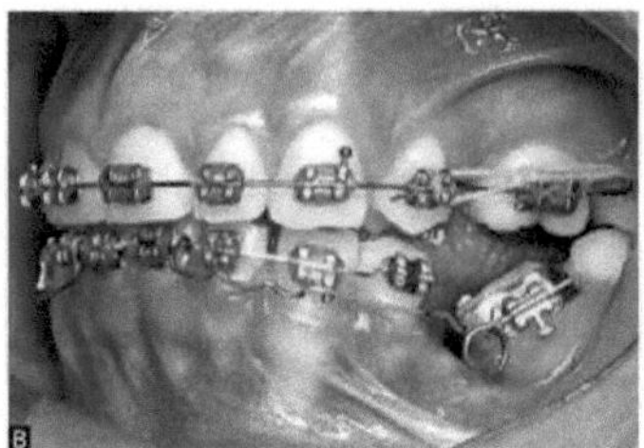

Mola de verticalização de molares com uma hélice

Devido ao facto de a força ser aplicada na superfície facial dos dentes, uma mola de verticalização helicoidal tende, não só a extrudir o molar, mas também a enrolá-lo lingualmente, ao mesmo tempo que intrude os pré-molares e os alarga bucalmente. Para contrariar este efeito secundário, a mola de verticalização deve ser curvada para vestibular, de modo a que, quando é colocada no tubo do molar, a ansa fique por lingual em relação ao fio do arco antes da ativação.

Uma mola em T em fio de aço 17 x 25 com uma angulação do braço distal também pode ser utilizada para verticalizar um molar de ponta única.

Nos casos em que se pretende verticalizar molares e fechar espaços simultaneamente, o braço distal do T - Loop pode ser puxado distalmente e apertado atrás do tubo molar, abrindo assim o loop e criando uma força mesial.

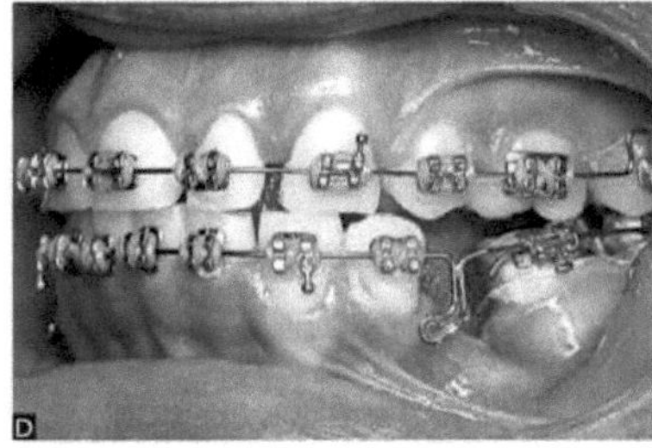

T- Mola em laço

***Uma* modificação do T - Loop** também pode ser utilizada para endireitar um molar severamente inclinado ou rodado. Neste caso, a parte terminal da mola é inserida a partir da abertura distal do tubo molar.

Quando a verticalização do molar estiver quase concluída, é frequentemente desejável aumentar o espaço disponível do pôntico e fechar quaisquer contactos abertos nos segmentos anteriores. A melhor forma de o fazer é utilizar um fio de base relativamente rígido com uma mola helicoidal aberta de SS ou A-NiTi.

Após a verticalização dos molares, os dentes ficam numa posição instável até à colocação da prótese fixa ou amovível que proporciona a retenção a longo prazo. Os dentes recentemente deslocados são muitas vezes bastante móveis e podem mudar de posição facilmente durante a construção da prótese. Por isso, antes da colocação da prótese, é necessária uma **forma intermédia de esplintagem** para manter a posição de todos os dentes pilares em todos os pacientes.

Existem dois métodos de talas intermédias:[146]

1.   Fragmentação extra coronal.

2.   Fresagem intra-coronal.

Uma tala de 19 x 25 SS ou 21 x 25 β - Ti concebida para encaixar passivamente nos brackets impedirá qualquer movimento dentário. Esta tala deve estar livre de quaisquer interfaces oclusais.

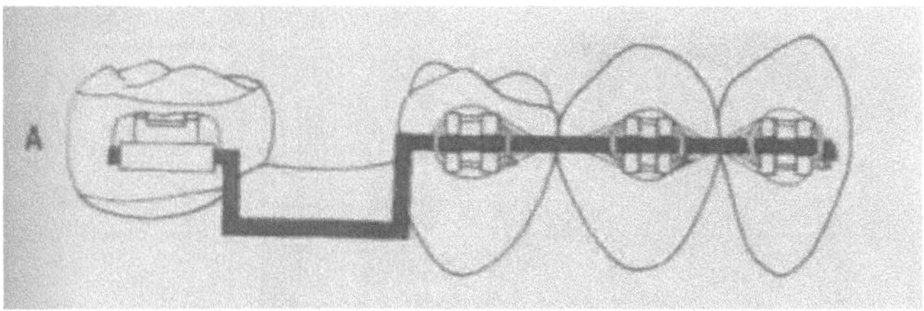

Splinting extra coronal

TALAS INTRA - CORONAIS

A abordagem preferida para a ferulização intermédia é uma ferulização de fio intracoronal. Podem ser preparadas cavidades pouco profundas nos dentes pilares e uma tala de fio de aço 19 x 25 ou mais pesado pode ser fixada intracoronalmente com amálgama ou resinas compostas. Este tipo de tala causa pouca irritação gengival e pode ser deixada no local durante um período de tempo considerável.

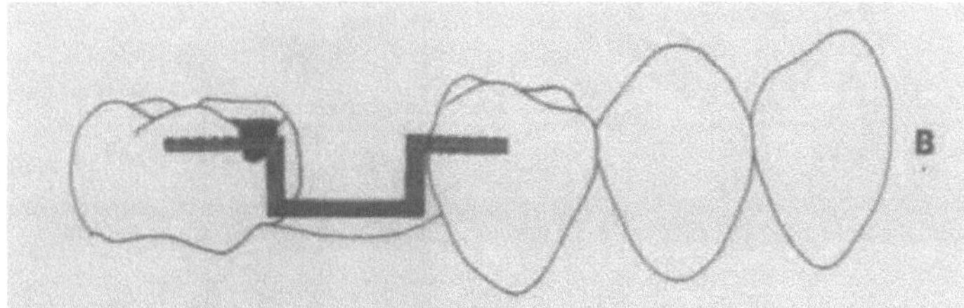

Splinting intra-coronal[153]

Erupção forçada

Os dentes com defeitos no terço cervical da raiz constituem um problema dentário complexo. Estes problemas podem surgir após uma fratura horizontal ou oblíqua, reabsorção interna ou externa, cárie ou perfurações patológicas. Regra geral, o tratamento endodôntico deve ser concluído antes da extrusão da raiz.

À medida que o dente é alargado, a gengiva anexada deve seguir a junção cemento-esmalte, aumentando assim a largura do tecido queratinizado. No entanto, pode ser necessário recontornar a gengiva para produzir um contorno gengival uniforme em relação aos dentes adjacentes, a fim de melhorar a estética.

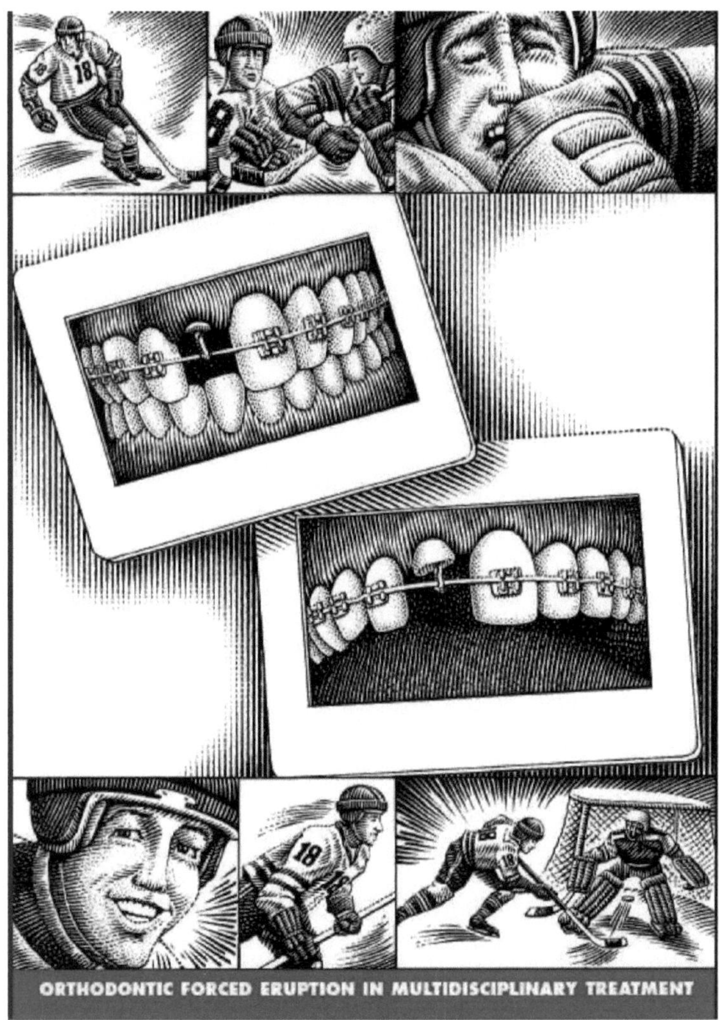

A oclusão deve ser examinada para garantir que ainda existe espaço suficiente, tanto dentro da arcada como em relação aos dentes opostos, para permitir a colocação de uma restauração estética satisfatória. Uma consideração final é a relação coroa/raiz no final do tratamento, que deve ser de pelo menos 1:1 ou melhor.

O tempo necessário para a erupção forçada varia consoante a idade do paciente, a distância que o dente tem de ser movido e a viabilidade da PDL. Em geral, **a extrusão pode ser tão rápida quanto 1 mm por semana** sem danificar a PDL. Demasiada força e um ritmo demasiado rápido de movimentação dentária correm o risco de danos nos tecidos e anquilose.

APARELHOS

1) O aparelho precisa de ser bastante rígido sobre os dentes de ancoragem e flexível onde se fixa ao dente que está a ser extruído. O uso de um fio de arco contínuo e flexível não é indicado porque inclinaria os dentes adjacentes em direção ao dente a ser extruído, reduzindo assim o espaço para restaurações subsequentes e perturbando os contactos interproximais dentro do arco.

2) **Um arco em T,** o fio é feito de 17x25 SS ou 19x25 B-Ti . A parte do fio que se liga ao dente a ser extrudido deve ser projectada para ficar mais oclusal do que o segmento de ancoragem.

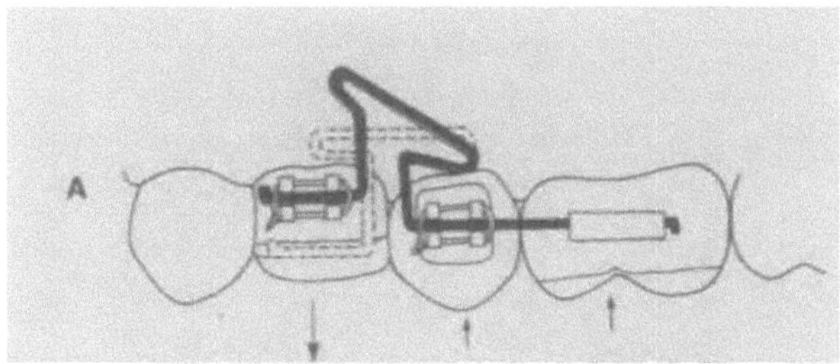

T-Looped arch

3) Uma técnica alternativa de extrusão consiste em utilizar um fio estabilizador pesado de 19 x 25 SS ligado diretamente à superfície facial dos dentes adjacentes e colocar um pilar e núcleo e uma coroa provisória com um pino no dente a ser extrudido. São utilizados módulos elastoméricos para extruir os dentes. Este método é simples, mas não tem o controlo da técnica T-Loop.

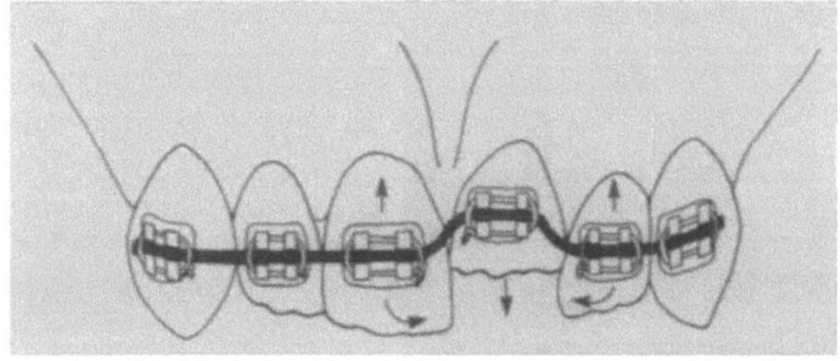

Heavy stabilizing wire

Alinhamento dos dentes

As indicações para corrigir dentes anteriores mal alinhados são :[146]

1. Para melhorar o acesso e permitir a colocação de restaurações bem adaptadas e contornadas (por exemplo, quando estão planeadas construções de resina composta para recontornar os incisivos (ou) quando os incisivos periodontalmente comprometidos têm de ser esplintados.

2. Permitir a colocação de coroas e pônticos sem coroas com excesso de contorno que produziriam uma forma de embrasura deficiente.

3.   Reposicionar raízes muito próximas para melhorar a forma do embrasure e aumentar a quantidade de osso interradicular que controla a doença periodontal.

4.   Para posicionar os dentes de modo a que os implantes possam ser colocados para suportar as restaurações

As rotações, o apinhamento, o espaçamento, a mordida cruzada e os dentes inclinados colocam todos problemas para os procedimentos de restauração e periodontais. Uma "configuração de diagnóstico" pode ser muito útil no planeamento do tratamento de problemas de alinhamento, especialmente se os problemas de apinhamento e espaçamento tiverem de ser corrigidos.

Pontos a ter em conta

-A deslocação dos dentes para a língua e a correção das rotações dos dentes anteriores requerem espaço adicional na arcada.

-A desertificação dos dentes posteriores e a verticalização dos dentes com pontas geralmente fazem com que eles ocupem menos espaço dentro da arcada.

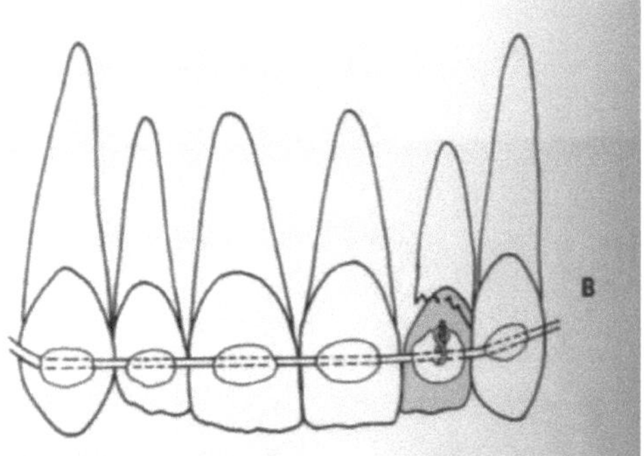

-A deslocação facial dos dentes aumenta o comprimento da arcada.

-O espaço também pode ser criado pela remoção proximal. **Sheridan**[152] recomendou a remoção de não mais de ½mm do esmalte e a aplicação tópica de flúor na superfície exposta.

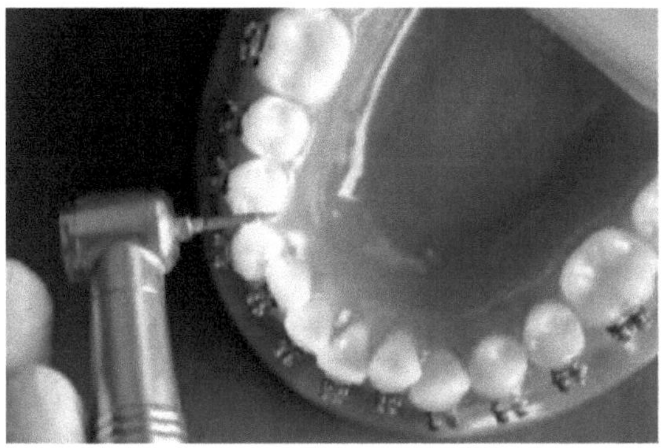

Alinhamento de arestas incisais coroadas, rodadas e deslocadas

O fio inicial deve ser leve e flexível (por exemplo, NITI). O fio é apertado gengivalmente na extremidade distal do tubo molar para evitar a dilatação labial durante o alinhamento. Após o alinhamento inicial, são colocados fios redondos ou rectangulares mais rígidos.

Posicionamento de dentes para implantes unitários

Os implantes mais estreitos disponíveis têm 4 mm de largura no ombro, sendo necessário um espaço de 1 mm entre o implante e o dente adjacente para permitir uma cicatrização adequada. Assim, deve estar disponível um espaço mínimo de 6 mm

Fechamento do diastema anterior: É relativamente simples, mas requer retenção permanente com um retentor lingual colado. Se o diastema for pequeno ou resultar do facto de os dentes adjacentes começarem a inclinar-se em direcções opostas, pode ser utilizado um aparelho removível com molas de dedo. Se os dentes estiverem muito separados e exigirem movimentos corporais, é preferível utilizar um aparelho fixo.

Correção da mordida cruzada

A mordida cruzada pode ocorrer em qualquer parte da arcada e causa frequentemente problemas funcionais, tais como interferências oclusais, traumatismos oclusais e carga oclusal incorrecta. As mordidas cruzadas anteriores são também um problema estético. Se as mordidas cruzadas forem de natureza dentária, é possível a correção ortodôntica. Se for um problema esquelético, o doente deve ser considerado para um tratamento ortodôntico abrangente que pode incluir cirurgia ortognática.

-Se a mordida cruzada se deve apenas a DENTES DESLOCADOS que requerem apenas movimentos de inclinação, então pode ser utilizada uma APLICAÇÃO REMOVÍVEL. Quando o dente roda labialmente ou bucalmente para uma nova posição, há uma mudança vertical no nível oclusal.

-Nos SEGMENTOS POSTERIORES, a mordida cruzada é corrigida usando elásticos cruzados de um dente convenientemente colocado na oclusão correta.

Utilizar com precaução em adultos, pois pode provocar extrusão.

-Se o CONTROLO VERTICAL É CRÍTICO e é necessário algum grau de movimento corporal na correção da mordida cruzada. É utilizado um sistema de arco ideal. A ancoragem é obtida a partir dos dentes adjacentes e do molar contralateral através da arcada transpalatina. Um fio flexível encaixado no braquete gera as forças controladas necessárias.

14. TRATAMENTO COMPLETO PARA ADULTOS[153]

Tratamento completo: Adultos mais jovens, normalmente com menos de 35 anos, muitas vezes na casa dos 20, que desejavam mas não receberam tratamento ortodôntico quando eram jovens, e que agora o procuram quando se tornam financeiramente dependentes. A ortodontia global requer um aparelho ortodôntico fixo completo, intrusão de alguns dentes, cirurgia ortognática para melhorar as relações dos maxilares e a duração do tratamento é superior a 1 ano.

Os adultos que recebem um tratamento completo são os principais candidatos a aparelhos esteticamente melhorados, por exemplo, alinhadores transparentes, aparelhos linguais e brackets faciais em cerâmica. Estes pacientes estão bastante dispostos a tolerar um aparelho ortodôntico visível se a aparência dos dentes for melhorada no final do tratamento.

O tratamento ortodôntico completo tem como objetivo tornar a oclusão do paciente tão ideal quanto possível, reposicionando todos ou quase todos os dentes no processo.

A **altura ideal** para o tratamento ortodôntico completo é durante a **adolescência**, quando os dentes sucessivos acabaram de erupcionar, resta algum crescimento vertical e antero posterior dos maxilares e a adaptação social ao tratamento ortodôntico não constitui um grande problema.

O tratamento completo também é possível para os adultos, mas coloca alguns problemas especiais que não existem para os doentes mais jovens.

As seguintes considerações devem ser tidas em conta no tratamento de adultos

-Falta de crescimento

-Maior possibilidade de doença periodontal

-Diferentes motivações para procurar tratamento ortodôntico.

No tratamento de adultos

-    O aparelho deve ser **simples**, de modo a obter a máxima cooperação do paciente

-    O aparelho deve exercer **forças ligeiras** para uma melhor resposta fisiológica.

-    O aparelho deve ser **de ação prolongada** para diminuir o número de consultas.

-    O aparelho deve ser o mais **invisível** possível (plástico, brackets de cerâmica, aparelhos fixos linguais)

-O aparelho deveria ser **mais bem conservado** (fixo)

-    É provável que a fixação esquelética sob a forma de miniplaca, parafusos ou implantes seja necessária para alguns tipos de movimentação dentária, especialmente a intrusão de dentes posteriores ou para suportar a retração e intrusão máximas dos dentes anteriores. É provável que a fixação esquelética sob a forma de miniplaca, parafusos ou implantes seja necessária para alguns tipos de movimentos dentários, especialmente a intrusão de dentes posteriores ou para suportar a retração e intrusão máximas dos dentes anteriores.

Os mecanismos de tratamento de adultos não precisam de diferir da técnica padrão; são apenas modificados para satisfazer requisitos de tratamento específicos. Simplicidade com o máximo contrôlo é a palavra de ordem.

O tratamento ortodôntico completo implica um esforço para tornar a oclusão do paciente tão ideal quanto possível, reposicionando quase todos os dentes no processo.

As principais motivações para os adultos se submeterem a um tratamento completo devem-se a razões psicológicas. Embora uma pequena percentagem possa procurar um tratamento completo para as necessidades periodontais e de restauração.

Motivações internas[154] : Se o indivíduo quer melhorar o seu aspeto ou a função dos dentes e por isso procura tratamento - diz-se que está motivado internamente e espera-se que responda bem psicologicamente

Motivações externas[154] : Um indivíduo cujas motivações são o impulso de

Outros, segundo ele, são motivados externamente e têm um conjunto complexo de expectativas não reconhecidas em relação ao tratamento ortodôntico.

Outros factores de motivação

A DTM (dor e disfunção temporamandibular) é um fator de motivação significativo para alguns adultos. O tratamento ortopédico pode, por vezes, ajudar estes doentes, mas não pode ser considerado um fator de correção. Os sintomas de DTM surgem devido a 2 causas principais.

1.   Espasmo muscular e fadiga

2.   Patologia das articulações internas.

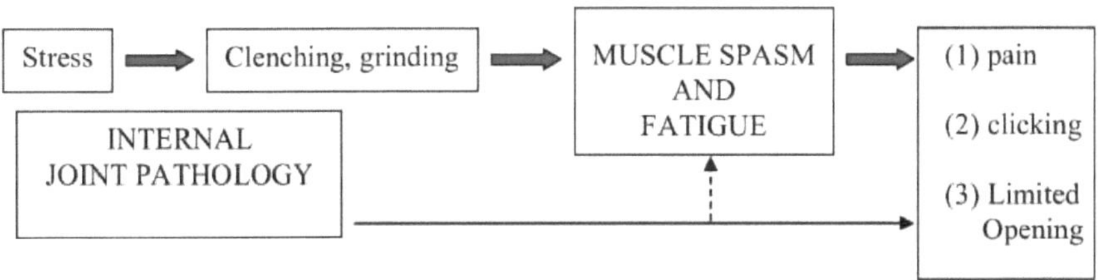

-Os sintomas devidos a espasmos musculares e fadiga podem ser ajudados pelo tratamento ortodôntico, que não é útil nas patologias das articulações internas.

3 grandes abordagens aos SINTOMAS DE DOR MIOFACIAL [146]

1.   Reduzir a quantidade de stress

2.   Reduzir a reação do doente ao stress

3.   Melhorar a relação oclusal através de procedimentos dentários de restauração ou tratamento ortodôntico.

15. ASPECTOS PERIODONTAIS DO TRATAMENTO DE ADULTOS

Não existem contra-indicações para o tratamento de adultos com doença periodontal, desde que a doença esteja sob controlo

-São identificados três grupos de risco na população[155]

(a)   Os que apresentam uma progressão rápida (10%)

(b)   Aqueles com progressão moderada (80%)

(c)   Os que não apresentam progressão apesar da presença de inflamação gengival (10%).

ENVOLVIMENTO PERIODONTAL MÍNIMO:

-Sendo a placa bacteriana o principal fator etiológico da doença periodontal, é preciso ter mais cuidado [156]

Para os pacientes ortodônticos adultos, a RECESSÃO GENGIVAL deve ser prevenida em vez de se tentar corrigi-la mais tarde. A criação de "BURACOS NEGROS" entre os incisivos centrais superiores por recessão gengival após perda periodontal é praticamente angustiante.

De acordo com o conceito atual, a recessão gengival ocorre secundariamente à deiscência do osso alveolar; se os tecidos sobrejacentes estiverem sob tensão. O stress pode ser devido a

1.   Traumatismo da escova de dentes

2.   Inflamação induzida pela placa

3.   Alongamento e adelgaçamento da gengiva criados pelo movimento dentário vestibular

FREE GINGIVAL GRAFT é útil em pacientes adultos com um mínimo de gengiva aderida e tecido fino e nos quais a expansão da arcada está indicada para alinhar os incisivos.

ENVOLVIMENTO PERIODONTAL MODERADO:

Controlo da doença: É efectuada uma terapia periodontal preliminar que inclui uma preparação meticulosa da superfície radicular e curetagem e o paciente é mantido sob observação para verificar se a doença está controlada.

Procedimentos de tratamento como o **contorno ósseo (ou) retalhos reposicionados** para compensar áreas de recessão gengival são melhor adiados até que as relações oclusais finais tenham sido estabelecidas.

O controlo da doença também requer tratamento endodôntico de quaisquer dentes envolvidos na polpa. As restaurações temporárias (resinas compostas) são colocadas para controlar a cárie e os procedimentos de restauração definitiva (restauração com gesso) são adiados após a fase ortodôntica do tratamento.

MANUTENÇÃO PERIODONTAL

Recomenda-se a utilização de um aparelho ortodôntico totalmente desossado. As ligaduras de aço (ou) os braquetes autoligáveis são preferidos para pacientes com problemas periodontais, em vez de anéis de elastómero para reter os fios da arcada, uma vez que estes pacientes têm um nível mais elevado de microorganismos na placa gengival.

Durante o tratamento completo, os pacientes com problemas periodontais moderados devem seguir um plano de manutenção (intervalo de 2-4 meses)

HIGIENE SIDA: Deve ser considerada a utilização de escovas de dentes eléctricas, estimuladores interdentários de borracha, escovas proximais e produtos químicos adjuvantes (por exemplo, clorexidina).

ENVOLVIMENTO PERIODONTAL GRAVE:

A abordagem geral é a mesma que a descrita anteriormente, mas devem ser efectuadas as seguintes modificações:

1.   A manutenção periodontal é efectuada em intervalos mais frequentes (de 4 a 6 semanas)

2.   Objectivos ortodônticos modificados e forças mantidas ao mínimo absoluto devido à área reduzida de PDL

Encerramento de espaços (Vs) Substituições protéticas em locais de extração antigos[146]

-O encerramento de um local de extração antigo num adulto é problemático devido à reabsorção e remodelação do osso alveolar que ocorreu.

-A reabsorção resulta numa diminuição da altura vertical do osso.

-A remodelação produz um estreitamento bucolingual do processo alveolar.

O fechamento do espaço requer a remodelação das placas corticais vestibular e lingual. Mesmo assim, a resposta do osso cortical é MAIS LENTA.

Se um molar tiver de ser movido para a frente num local de extração antigo, são colocados implantes TEMPORÁRIOS no ramo para proporcionar a ancoragem necessária. Caso contrário, o local de extração parcialmente fechado pode ser aberto através de um tratamento ortodôntico simples e substituir o dente em falta por uma ponte ou um implante.

ACABAMENTO E PORMENORIZAÇÃO[146]

-O final não difere significativamente da adolescência

-Pacientes com perda periodontal moderada a severa são estabilizados com retentores imediatamente colocados **(pastilha de plástico sugada)** assim que os fios de acabamento são removidos.

-A posteriori, ocorre a pormenorização da relação oclusal por equilíbrio.

-Nos doentes com DTM submetidos a um tratamento completo, a utilização de uma tala **interoclusal** evita a recorrência do cerramento e do ranger de dentes.

RETENÇÃO

-A retenção é um aspeto crítico e desafiante da ortodontia de adultos.

-        Os princípios gerais de retenção são válidos para os doentes adultos.

-        Os mecanismos de retenção devem fazer parte do plano de tratamento original.

-        Em muitos casos de ortodontia de adultos, a necessidade de estabilização pós-ortodôntica coincidirá com a necessidade de restauração de dentições mutiladas e estabilização da arcada cruzada.

-        Pode incluir retentores amovíveis, procedimentos operatórios e/ou retentores fixos.

retenção.

-        Quando o paciente tem actividades anormais dos músculos dos lábios, da língua ou da bochecha, cabe ao ortodontista preparar o paciente para o uso prolongado de aparelhos de contenção fixos.

Três situações importantes que exigem uma retenção por tempo indeterminado[156] :

1   Pacientes que apresentam espaçamento generalizado, no qual as arcadas são grandes e a estrutura dentária não é suficiente para fechar todo o espaço.

2   . Em circunstâncias de protuberância labial, o objetivo é transferir o espaço para os segmentos posteriores e adicionar material dentário nas áreas posteriores para alcançar a integridade da arcada. Em pacientes adultos, o objetivo é manter a dentisteria restauradora nos segmentos posteriores e ter material dentário natural na área anterior.

3   Pacientes adultos com apinhamento moderado dos incisivos superiores e inferiores e cujos incisivos estão ligeiramente verticalizados.

Periodontal - Procedimentos de retenção cirúrgica

Recaída

•   As fibras transseptais esticam-se elasticamente durante o tratamento ortodôntico e tendem a puxar os dentes para a sua posição original.

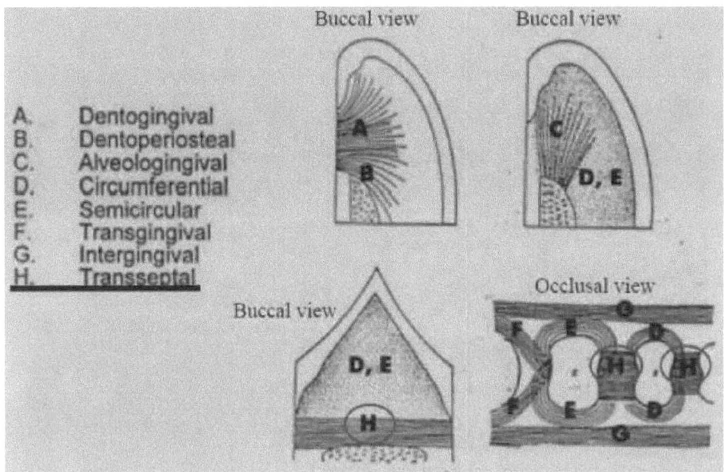

Podem ser necessários determinados procedimentos cirúrgicos periodontais para alcançar a estabilidade global do paciente adulto tratado.

Os procedimentos que podem ter de ser efectuados são os seguintes: -

-Pericisão.

-Gingivectomia e gengivoplastia.

Pericisão

Em 1899, Angle defendeu o corte das fibras periodontais no terço cervical da raiz para facilitar a movimentação dentária e encurtar o período de retenção[159].

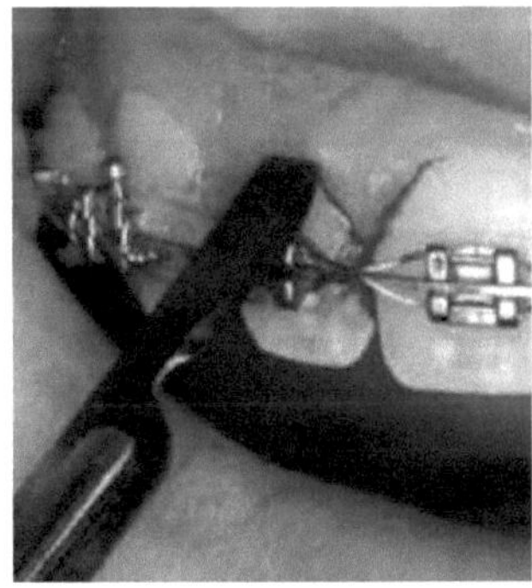

Fiberotomia supracrestal circunferencial (CSF)

Fiberotomia supracrestal circunferencial (CSF)

• as fibras supra-alveolares não se adaptam às novas posições dos dentes e são em parte responsáveis pela recidiva -Thompson[160]

Fiberotomia supracrestal circunferencial (CSF)

• o termo "fibrotomia supracrestal circunferencial" foi introduzido pela primeira vez por Campbell e colaboradores em 1975[161].

• Não só transectar as fibras gengivais livres, mas também as fibras transseptais

Indicações[162]

• Dente rodado

• Dentes mandibulares encavalitados

• Diastemas medianos: recomendados por Campbell e colaboradores

• Incisivos laterais superiores bloqueados palatalmente: aliviar a possível tensão das fibras, que poderia produzir uma recaída palatina

Contra-indicações[162]

• Recessão gengival ou falta de gengiva aderente

• Má higiene oral, gengivite ou qualquer bolsa periodontal

• A proeminência excessiva da raiz labial com a possibilidade clara de uma deiscência não deve ter qualquer incisão labial.

• Incisão da porção média da gengiva labial dos incisivos e caninos mandibulares: isto pode precipitar a recessão gengival.

• Incisão da gengiva enquanto o dente está a ser rodado.

Calendário[162]

• Algumas semanas antes do descolamento ou na mesma altura do descolamento

• Obstáculos: bandas ortodônticas que se estendem subgengivalmente, associadas a

Acumulação de placa

• Se a condição gengival for insatisfatória, o procedimento pode ser adiado até que tenha ocorrido uma resolução suficiente.

-Dentes com rotação significativa devem ser corrigidos numa extensão de 5-10° antes da descolagem.

-Uma fibrotomia gengival supracrestal reduzirá o risco de recidiva.

Gengivectomia e Gengivoplastia:

Estes procedimentos são indicados quando alterações verticais significativas, como a correção da sobremordida profunda, foram feitas ortodonticamente.

Em geral, os adultos necessitam de um período de retenção mais longo.

Tipos de retentores utilizados

O retentor de Hawley continua a ser o retentor mais comummente utilizado.

-Hawley com berço de língua

Indicado no tratamento de problemas neuro-musculares residuais, nomeadamente problemas posturais da língua.

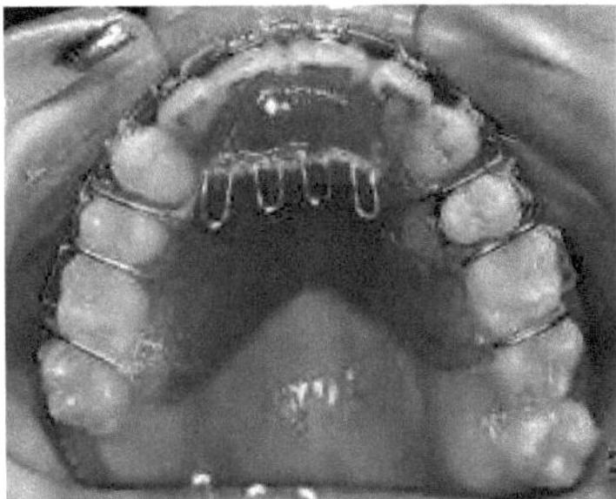

Hawley s com língua de berço

-Retentores linguais ligáveis

São principalmente utilizados nos segmentos inferiores em doentes que necessitam de uma retenção a longo prazo.

São estéticas e normalmente passam despercebidas.

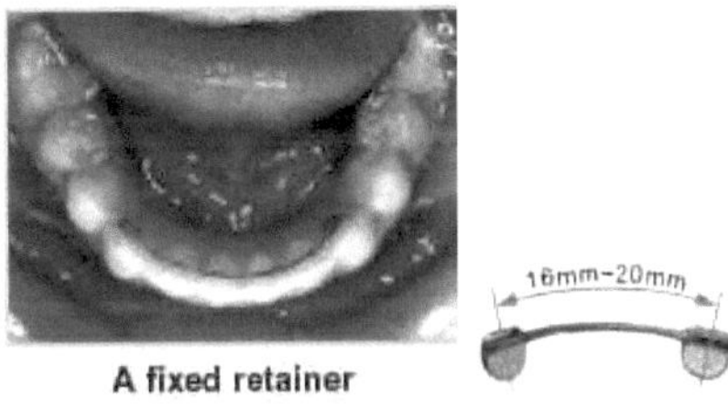

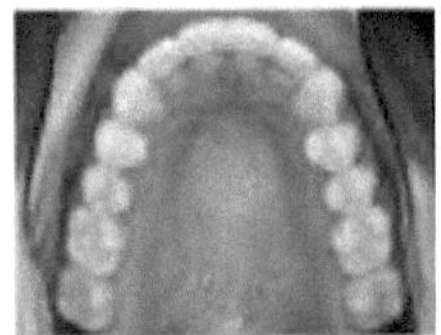

Retentor fixo

-Retentores invisíveis

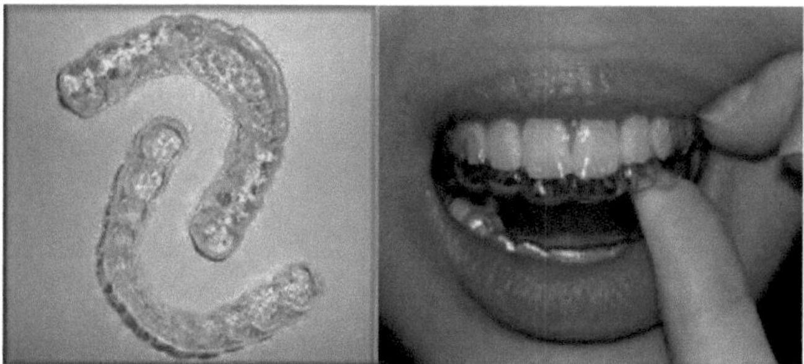

São retentores que cobrem totalmente as coroas clínicas e uma parte do tecido gengival. São fabricados em lâminas termoplásticas transparentes ultra-finas com uma máquina Biostar. São estéticos e passam muitas vezes despercebidos. Podem ser utilizados em pacientes adultos que estão especialmente preocupados com a estética.

-Procedimentos de restauração abrangentes

As coroas e pontes podem ser necessárias em casos de mutilação no final do tratamento ortodôntico. Não são apenas substitutos protéticos, mas também retêm os dentes.

16. ACELERAÇÃO DO MOVIMENTO DENTÁRIO DURANTE O TRATAMENTO ORTODÔNTICO - UMA FRONTEIRA NA ORTODONTIA

Atualmente, existe uma tendência crescente para a investigação se concentrar em métodos de aceleração da movimentação dentária, devido à enorme procura por parte dos adultos de um tempo de tratamento ortodôntico mais curto. Infelizmente, o longo tempo de tratamento ortodôntico apresenta várias desvantagens, como maior predisposição para cáries, recessão gengival e reabsorção radicular. Este facto aumenta a procura do melhor método para aumentar a movimentação dentária com o mínimo de desvantagens possíveis.

Foram feitas várias tentativas para criar diferentes abordagens, tanto a nível pré-clínico como clínico, a fim de obter resultados mais rápidos, que podem ser genericamente classificados em abordagens biológicas, físicas, biomecânicas e cirúrgicas.

A movimentação dentária ortodôntica ocorre na presença de um estímulo mecânico sequenciado pela remodelação do osso alveolar e do ligamento periodontal (LPD). A remodelação óssea é um processo de reabsorção óssea no local de pressão e formação óssea no local de tensão[163] . O movimento dentário ortodôntico pode ser controlado pelo tamanho da força aplicada e pelas respostas biológicas do PDL[164] .

Métodos de aceleração do movimento dentário

Abordagem biológica

Foram efectuadas experiências utilizando estas moléculas de forma exógena para melhorar a movimentação dentária, tanto em experiências com animais como em seres humanos. Exemplos destas moléculas são a prostaglandina E (PGE), as citocinas que incluem factores derivados de linfócitos e monócitos, o ativador do recetor do ligando do fator nuclear kappa B (RANKL) e o fator estimulador de colónias de macrófagos (MCSF) [7-9][165 ,166 ,167] .

Table 1 Biological approaches to enhance tooth movement

Authors	Biological molecules tested	Animal or humans	Duration	Acceleration
Saito et al. [9]	PGs and IL-1	Cats	Weeks	Yes
Yamasaki et al. [10]	PGs	Rats	Weeks	Yes
Yamasaki et al. [11]	PGs	Monkeys	Weeks	Yes
Leiker et al. [7]	PGs	Rats	Weeks	Yes
Yamasaki et al. [12]	PGs	Human	Months	Yes
Seifi et al. [13]	PGs + Ca	Rats	Weeks	Yes and stabilize root resorption
Seifi et al. [13]	PGs − Ca	Rats	Weeks	Yes
Kanzaki et al. [14]	RANKL/RANK	Animals	Weeks	Yes
	OPG	Animals	Weeks	Yes
Nishijima et al. [15]	RANKL/RANK/OPG and root resorption	Human	Months	Relation with root resorption
Collins et al. [16]	Vitamin D	Cats	Weeks	Yes
Kale et al. [17]	Vitamin D and PGs	Rats	Weeks	Yes
Soma et al. [18]	PTH	Rats	Weeks	Yes
Soma et al. [19]	PTH	Rats	Weeks	Yes
Liu ZJ et al. [20]	Relaxin	Rats	Weeks	Yes
Madan et al. [21]	Relaxin	Rats	Weeks	Effect on collage fibers
Mcgorray et al. [22]	Relaxin	Human	Weeks	No

PGs, prostaglandins; RANKL, receptor activator of nuclear factor kappa B ligand; PTH, parathyroid hormone; Ca ,Calcium.

Tratamento assistido por dispositivos

Outra abordagem para acelerar o movimento dentário é a utilização de terapia assistida por aparelhos. Esta técnica inclui correntes eléctricas diretas, pulsadas

campo eletromagnético, campo magnético estático, vibração de ressonância e laser de nível Iowlevel, que foi o mais investigado e deu os resultados mais promissores.

O conceito de utilização de abordagens físicas surgiu da ideia de que a aplicação de forças ortodônticas provoca a flexão do osso (teoria da flexão do osso) e o desenvolvimento de um potencial bioelétrico. O local côncavo será carregado negativamente, atraindo osteoblastos, e o local convexo será carregado positivamente, atraindo osteoclastos, tal como detectado por Zengo[168] nas suas medições em osso alveolar de cão.

O potencial bioelétrico é criado quando há aplicação de forças descontínuas, o que leva à ideia de experimentar forças cíclicas e vibrações. Verificou-se que a aplicação de vibrações de diferentes durações por dia acelerava os movimentos dentários entre 15% e 30% em experiências com animais[169,170] .

Table 2 Device-assisted treatment techniques and their effect on tooth movement

Author	Physical approach used	Rate	Animal/human	Acceleration
Nishimura [35]	Vibrational stimulation	60 Hz, 1.0 m/s (2/8 min/day)	Rats	Yes
Kau et al. [36]	Resonance vibration	20 to 30 Hz/20 min/day	Human	Yes
Davidovitch [37]	Direct electrical current	7 V	Animal	Yes
Fujita et al. 2008 [38]	Low-level laser	810-nm Ga-Al-As diode laser and continuous waves at 100 mW	Rats	Yes
Kawasaki [39]	Low-level laser	830-nm Ga-Al-As diode laser and continuous waves at 100 mW	Rats	Yes
Limpanichkul [40]	Low-level laser	860-nm Ga-Al-As diode and continuous waves at 100 mW	Human	No
Kau [41]	Low-level laser	850-nm LED and continuous wave 60 mW	Human	Yes
Doshi-Mehta G [42]	Low-level laser	800-nm Ga-Al-As diode laser and continuous wave 0.25 mW	Human	Yes

LED, Light-Emitting Diode

Abordagem cirúrgica

A técnica cirúrgica tem sido documentada em muitos relatos de casos. É uma técnica clinicamente eficaz utilizada em pacientes adultos, onde a duração do tratamento ortodôntico pode ser crítica em grupos selecionados de pacientes. A PDL e a remodelação do osso alveolar são parâmetros importantes na movimentação dentária, e sabe-se que a renovação óssea aumenta após enxertos ósseos, fracturas e osteotomias. Várias abordagens cirúrgicas que foram tentadas para acelerar a movimentação dentária foram a cirurgia alveolar interseptal, a osteotomia, a corticotomia e a técnica de Piezocision.

Table 3 Surgical approaches to enhance tooth movement

Author	Surgical approach used	Animal/Human	Acceleration
Liou [52]	Distraction of the PDL aided by alveolar surgery undermining the interseptal bone	Human	Yes
Ren [53]	Intraseptal alveolar surgery	Dog	Yes
Sukurica et al 2007 [54]	Rapid canine distalization by segmental alveolar distraction	Human	Yes
Kisnisci [55]	Rapid canine distalization by segmental alveolar distraction	Human	Yes
Iseri [56]	Rapid canine distalization by segmental alveolar distraction	Human	Yes
Sayin [57]	Rapid canine distalization by segmental alveolar distraction	Human	Yes
Lee [58]	Corticotomy-assisted tooth movement	Rats	Not statistically significant
Wilcko et al 2001 [59]	Accelerated osteogenic orthodontics	Human	Yes
Baloul [60]	Corticotomy	Rats	Yes
Aboul et al 2011 [61]	Corticotomy	Human	Yes
Han [62]	Intraseptal alveolar surgery	Dog	Yes
Dibart [63]	Piezocision technique	Human	Yes
Hassan [64]	Piezocision technique	Human	Yes
Keser and Dibart 2011 [65]	Piezocision-assisted Invisalign treatment	Human	Yes

Cirurgia alveolar interseptal

A cirurgia alveolar interseptal ou osteogénese de distração divide-se em distração da PDL ou distração do osso dentoalveolar; um exemplo de ambas é a distração rápida do canino. O conceito de osteogénese de distração surgiu dos primeiros estudos de alongamento de membros[171] . Também a partir dos tratamentos cirúrgicos da displasia esquelética craniofacial, este conceito foi mais tarde adaptado em relação ao movimento rápido dos dentes.

Na distração rápida do canino com PDL, o osso interseptal distal ao canino é minado cirurgicamente ao mesmo tempo que a extração dos primeiros pré-molares, reduzindo assim a resistência no local de pressão. Neste conceito, o osso compacto é substituído pelo osso tecido, e o movimento dentário é mais fácil e rápido devido à redução da resistência do osso[172] .

Corticotomia e osteotomia

A osteotomia e a corticotomia são também técnicas cirúrgicas utilizadas clinicamente há muitos anos. A osteotomia é quando um segmento do osso é cortado no osso medular e é separado e depois movido como uma unidade[173 ,174] .

A corticotomia é um dos procedimentos cirúrgicos mais utilizados, em que apenas o osso cortical é cortado e perfurado, mas não o osso medular, o que sugere que esta medida reduzirá a resistência do osso cortical

e aceleram os movimentos dentários. Em 2001, Wilcko[175] relatou que a aceleração do movimento dentário não se deve ao movimento do bloco ósseo como postulado por Kole[176] ; tratava-se antes de um processo de remodelação óssea no local da cirurgia, que foi designado por fenómeno aceleratório regional (RAP). Desenvolveu técnicas patenteadas que foram designadas por ortodontia osteogénica acelerada (AOO) e ortodontia osteogénica acelerada periodontal. Além disso, a modificação do RAP foi efectuada através da adição de material de enxerto bioabsorvível sobre o osso lesionado para melhorar a cicatrização.

Técnica de piezocisão

Uma das técnicas mais recentes para acelerar o movimento dentário é a técnica de Piezocision.

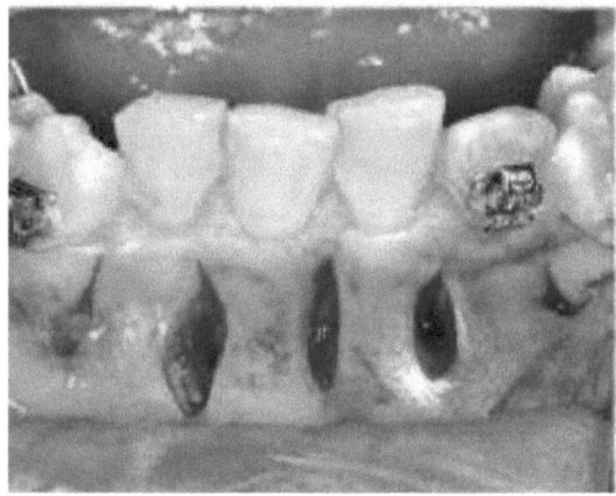

Piezocisão

Dibart[177] foi um dos primeiros a aplicar a técnica de Piezocision, que começa com uma incisão primária colocada na gengiva bucal, seguida de incisões com uma faca cirúrgica Piezo no córtex bucal[178] . A técnica de piezocisão não causou qualquer dano periodontal, conforme relatado por Hassan[179] . Outra vantagem desta técnica é o facto de poder ser utilizada com Invisalign, o que conduz a um melhor aspeto estético e a um menor tempo de tratamento, tal como referido por Keser[180] . A piezocisão é uma técnica promissora de aceleração dentária devido às suas várias vantagens nos aspetos periodontais, estéticos e ortodônticos.

17. MODALIDADES DE TRATAMENTO MENOS VISÍVEIS PARA ADULTOS : -

Os pacientes adultos são conscientes e exigem aparelhos menos visíveis.

-CLEAR BRACKETS (bracket de plástico/cerâmica) juntamente com o fio de arco da cor do dente[181] são as combinações mais estéticas a utilizar em pacientes adultos conscientes. O fio de arco estético é composto por fibras cerâmicas embebidas numa matriz de polímero reticulado. O seu coeficiente de fricção é reduzido através da modificação da química da superfície (por exemplo: implantação de iões). Apesar disso, os adultos são frequentemente avessos ao uso de aparelhos fixos tradicionais com fios, bandas e brackets.

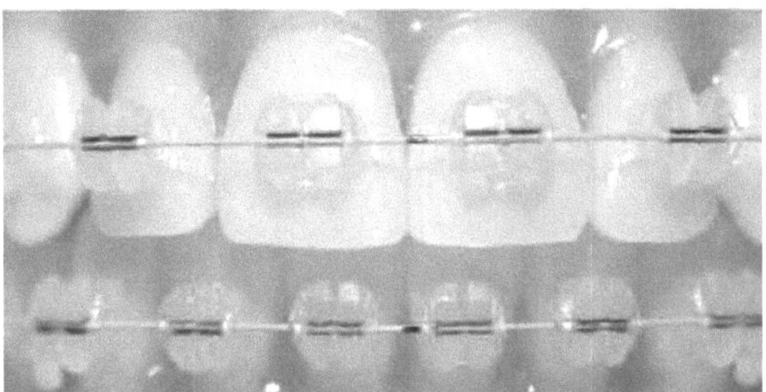

Fios e brackets de cor dentária

O INVISALIGN SYSTEM[182 ,146] permite agora que os ortodontistas ofereçam aos pacientes adultos que necessitam de tratamento ortodôntico de boca inteira um tratamento estético

soluções agradáveis.

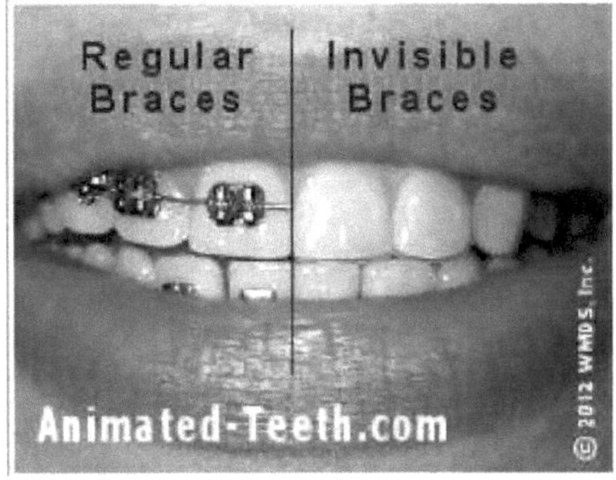

-Introduzido há aproximadamente 4 anos por ALIGN TECHNOLOGIES Santa clara, Califórnia[146]

-É uma técnica ortodôntica que utiliza uma série de alinhadores de plástico transparente para mover os dentes.

-       Usado durante um mínimo de 20 horas por dia.

- Mudança numa base de 2 semanas.

- Cada alinhador move um dente ou um pequeno grupo de dentes cerca de 0,25 mm (dentes anteriores) - 0,33 mm (dentes posteriores).

- A tecnologia Align, que utiliza a tecnologia de digitalização, imagiologia e fabrico assistidos por computador, levou esta técnica ao domínio de todos os consultórios de ortodontia.

-O aspeto revolucionário do invisalign é a **digitalização e a obtenção de imagens de moldes de alta precisão** feitos a partir de impressões muito precisas (impressão de silicone polivinílico). Isto permite que os dentes do paciente sejam reproduzidos como **um modelo 3D "no ecrã"**, que pode ser manipulado e virtualmente corrigido através de um plano de tratamento desenvolvido pelo ortodontista e traduzido pelo invisalign utilizando um sofisticado software próprio (tecnologia CAD-CAM). O clínico tem a possibilidade de visualizar os modelos "virtuais" desde a má oclusão até à correção, movimento a movimento, através de um programa de ligação à internet chamado **Clincheck.** As alterações são efectuadas através do sistema Clincheck até que o resultado obtido seja do agrado do clínico. Só depois é que os alinhadores são feitos e enviados.

- Estão a ser testadas capacidades de investigação extrusivas, intrusivas e rotativas.

- O software individualiza cada dente, para que possam ser reposicionados individualmente, e o software relaciona os dentes superiores e inferiores em conjunto, de modo a manter a coordenação entre as arcadas.

- O processo de fabrico é uma tecnologia assistida por computador. Os modelos 3D de cada configuração no realinhamento são transformados em modelos impressos através de um processo de construção a laser. Estes modelos são depois utilizados para fabricar os alinhadores formados por pressão

- [As reduções interproximais são efectuadas no momento da entrega dos alinhadores.

- Um tratamento invisalign típico requer cerca de 25 alinhadores e 50 semanas de tratamento.

- Lida melhor com alinhamentos simples a moderados sem extração do que com correcções de extração ligeiras a moderadas

- Tem apenas uma capacidade limitada de manter os dentes na vertical durante o encerramento do espaço.

Condições tratadas com invisalign

Pode ser utilizado como RETENTOR, PROTEÇÃO NOCTURNA, BANDEJAS DE DESCOBERTA DA ATM E PARA A MOVIMENTAÇÃO DOS DENTES

Movimentos dos dentes[146]

a. Problemas ligeiramente apinhados e desalinhados (1 - 5mm) O tratamento pode ser efectuado com uma ligeira expansão lateral ou anterioposterior, com uma pequena redução interporximal do dente ou com a remoção do incisivo inferior.

b. Espaçamento de 1 - 5mm

c. Problemas de sobremordida profunda (tipo classe II Div 2) em que a sobremordida pode ser reduzida através da intrusão e avanço dos incisivos

d.   Arcos estreitos.

Alguns aspectos são mais difíceis de tratar

-       Aglomeração e espaçamento superior a 5 mm

-       Discrepâncias esqueléticas ântero-posteriores superiores a 2 mm

-       Discrepâncias CR e Co

-       Mais de 20 rotações°

-       Mordidas abertas

-Extrusões

Dentes muito inclinados (mais de 45)°

Dentes com coroas clínicas curtas

Arcos com vários dentes em falta.

Embora alguns aspectos sejam difíceis de tratar com invisalign. Podem ser efectuadas combinações de tratamentos. O aparelho convencional pode ser utilizado em conjunto com o invisalign sempre que necessário.

Vantagens

1.   Estética ideal: os alinhadores são relativamente invisíveis, à exceção de um ligeiro brilho dos dentes à vista.

2.   Fácil de utilizar para o doente

3.   Confortável

4.   Simplicidade de cuidados e melhor higiene oral

5.   Invisalign permite a utilização de alinhadores de refinamento que podem ser adicionados no final dos procedimentos de tratamento programados.

Desvantagens

1.   Controlo limitado do movimento da raiz, como o paralelismo da raiz, a correção da rotação grosseira, a verticalização e a extrusão do dente.

2.   Correção intermaxilar limitada: uma discrepância esquelética grave não pode ser contemplada apenas com invisalign. Seria necessária uma cirurgia ou uma fase funcional pré-invisalign.

3.   Falta de controlo por parte do operador: como os alinhadores são pré-fabricados, não há possibilidade de os alterar.

Assim, é uma técnica estética utilizada para tratar casos de alinhamento simples a moderado em adultos.

ORTODONTIA LINGUAL

A maioria dos pacientes de ortodontia lingual são adultos e têm maiores exigências e expectativas do que os pacientes de ortodontia labial.

Casos favoráveis[183]

- Casos com apinhamento ligeiro dos incisivos e com mordida profunda anterior
- Superfícies dentárias linguais longas e uniformes sem obturações, coroas ou pontes
- Boa saúde gengival e periodontal
- Paciente empenhado e cumpridor
- Padrão esquelético de classe I
- Padrão esquelético mesocefálico ou braquicefálico ligeiro/moderado
- Pacientes capazes de abrir adequadamente a boca e estender o pescoço

Casos desfavoráveis[183]

- Padrão esquelético dolicocefálico
- Casos de ancoragem máxima, exceto se forem tratados com microimplantes
- Superfícies dentárias linguais curtas, desgastadas e irregulares
- Presença de várias coroas, pontes e restaurações grandes
- Doentes com um baixo nível de adesão
- Pacientes com capacidade limitada para abrir a boca (trismo)
- Doentes com anquilose cervical ou outras lesões do pescoço que impeçam a extensão do pescoço

Considerações de diagnóstico para a ortodontia lingual[18,] podem ser classificadas e discutidas sob os seguintes títulos:

- Geral, com especial referência à estética
- Periodontal e gengival
- Dentária, com especial referência à presença de coroas e grandes restaurações
- Discrepância dentoalveolar
- Problemas esqueléticos/dentários verticais
- Problemas esqueléticos/dentários ântero-posteriores
- Problemas transversais esqueléticos/dentários
- Casos cirúrgicos

*   Casos pré-protéticos

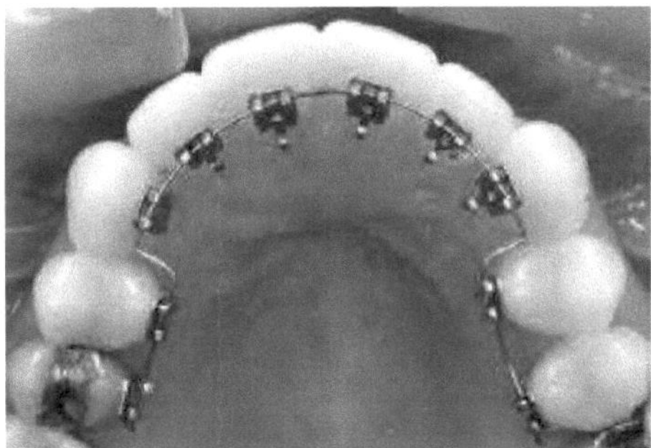

Braquetes linguais

Vantagens :[186]

1.   A superfície do esmalte labial é preservada, o que desempenha um papel estético importante. Evita-se a suscetibilidade desta superfície de esmalte à descalcificação permanente na sequência de insultos químicos de materiais condicionadores e à acumulação de placa bacteriana.

2.   O aparelho lingual permite um acesso fácil para os procedimentos de higiene oral de rotina.

3.   A avaliação das posições individuais dos dentes pode ser facilmente avaliada, uma vez que a superfície labial está livre de braquetes metálicos (ou) plásticos que possam distrair

Os aparelhos linguais são eficazes nas seguintes situações

1.   **Intrusão de dentes anteriores**[186] .

O posicionamento lingual do braquete é ditado pela morfologia da superfície lingual, coloca o braquete mais próximo do C_{RES} do dente. Permite que o retor de força intrusiva seja direcionado através do C_{RES} do dente.

-A dentição anterior mandibular oclui com o plano horizontal anterior dos bráquetes anteriores maxilares, resultando no efeito BITE PLANE. O efeito líquido é uma FORÇA INTRUSIVA CONTÍNUA LEVE nos segmentos anteriores e uma força extrusiva passiva nos segmentos posteriores.

2.   **Expansão do arco maxilar**[186]

-A expansão dentoalveolar mais notável é conseguida através da mecânica lingual

As razões podem ser devidas a:

i.   A força desenvolvida é de tipo CENTRIFUGAL (do interior para o exterior do arco)

ii.   A espessura dos brackets que se interpõem entre a língua e a parede lingual dos dentes contribui para o efeito expansivo/.

iii.   A curta distância interbraquetes pode desempenhar um papel significativo

3. **Combinação da terapia de reposicionamento mandibular com movimentos ortodônticos[186]**

Normalmente, os doentes com DTM são tratados em 2 fases clínicas distintas. A fase inicial consiste na terapia com talas, seguida de alterações na oclusão.

O sistema de aparelhos linguais permite o tratamento simultâneo de ambas as arcadas. O plano inclinado anterior orientado oclusalmente funciona como um plano de mordida. São adicionados mini-suportes planos em acrílico aos 1st e 2nd molares. Esta combinação pode estimular a ação da tala convencional, permitindo assim que o tratamento progrida simultaneamente em ambas as arcadas.

4. **Distalização dos molares superiores[186]**

O bracket lingual é colocado mais próximo do C_R qt do que o bracket labial. A distalização do molar através da técnica lingual produz mais movimento corporal do dente e menos inclinação dentária.

18. ORTODONTIA CIRÚRGICA[146]

-A correção de uma deformidade esquelética grave num adulto é conseguida por meios cirúrgicos. 10 a 20% dos adultos estão nesta categoria.

\-	A cirurgia ortognática envolve basicamente a fratura planeada das partes do esqueleto facial e o seu reposicionamento conforme desejado.

\-	A cirurgia ortognática pode ser efectuada em ambos os maxilares e nos 3 planos do espaço.

No plano anterioposterior.

\-	A deficiência mandibular requer BSSO e avanço mandibular.

\-	O excesso mandibular requer BSSO e recuo mandibular.

\-	Proclinação dento-alveolar grave como nos casos de protusão bimaxilar - requer osteotomia segmentar anterior.

No plano vertical

\-	Excesso maxilar vertical - Osteotomia de Lefort com reposicionamento superior.

No plano transversal

\-	Os problemas esqueléticos exigiam uma EXPANSÃO PALATAL RÁPIDA ASSISTIDA CIRURGICAMENTE [187]

Os resultados obtidos nos planos transversais são mais instáveis O SARPE reduz a resistência da sutura palatina média fechada. Mesmo depois disso, é necessária uma retenção adequada. O aparelho de expansão é cimentado antes da cirurgia e ativado 3 a 4 ¼ de voltas pelo cirurgião após a realização dos cortes ósseos. (1 corte na linha média e 2 cortes laterais nos glúteos maxilares acima dos ápices radiculares). A expansão adicional é conseguida em incrementos diários durante cerca de 2 semanas O RPE é deixado no local sem ativação durante 3 meses.

O ortodontista pode ajudar a obter melhores resultados da **cirurgia ortognática**

-Facilitar a movimentação dos segmentos cirúrgicos através da ortodontia pré-cirúrgica.

-Facilitar a fixação

Ajudar a estabelecer uma oclusão estável através de ortodontia pós-cirúrgica.

-Retenção adequada

SPLINTING E ORTODONTIA DE ADULTOS

As dentições mutiladas que apresentam problemas periodontais com perda qualitativa e quantitativa do aparelho de fixação podem necessitar de alguma forma de imobilização temporária ou permanente, parcial ou total da arcada.

19. TÉCNICAS MAIS RECENTES:

ORTODONTIA ASSISTIDA POR CORTICOTOMIA[188]

A CORTICOTOMIA tem sido utilizada em casos difíceis de adultos como uma alternativa ao tratamento ortodôntico convencional ou à cirurgia ortognática. O procedimento original de osteotomias de um único dente ou corticotomias foi introduzido por KOLE[176] em 1959. A resistência primária ao movimento dentário encontra-se na camada cortical - a corticotomia faz com que os dentes se movam mais rapidamente. Os dentes actuam como pegas através das quais as bandas de osso medular menos denso são movidas bloco a bloco.

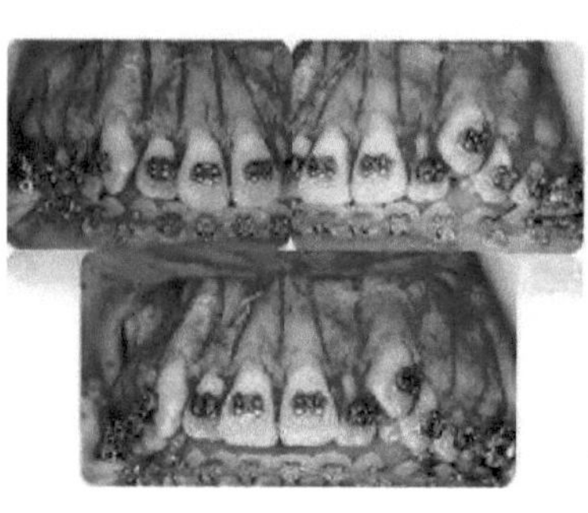
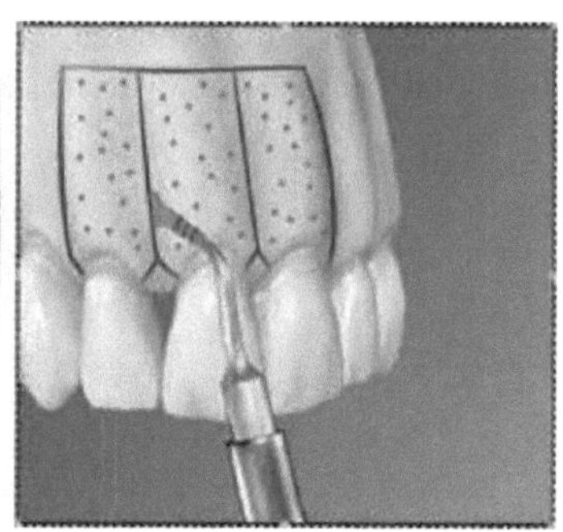

Corticotomia

Assim, o movimento dentário ortodôntico após a corticotomia é um processo de movimentação de blocos de osso, em vez de mover apenas dentes individuais.

Pode ser utilizado no tratamento de[191,192,193]

1. Dentes anquilosados

2. Dentes rodeados por osso cortical estreito

3. Discrepâncias significativas no comprimento do arco

4. Maxila com constrição transversal

5. Pode ser utilizada para intrusão posterior e retração anterior rápida com ancoragem máxima

6. Pode ser combinado com a terapia ortopédica

A cirurgia de corticotomia inicia e potencia o processo normal de cicatrização através de uma explosão transitória acelerada de remodelação de tecidos duros e moles, através de um processo denominado **FENÓMENO ACELERATÓRIO REGIONAL (RAP).** Foi descrito por um ortopedista **Harold Frost[189]** .

No osso alveolar adjacente à corticotomia, verificou-se um aumento acentuado do turn over ósseo regional. o tecido forma-se 2-10 vezes mais rápido do que o processo normal de regeneração regional.

RAP - diminuiu a duração do tratamento, especialmente em adultos e casos multilados em que a ortodontia convencional pode não ser possível.

Exemplos de aplicações clínicas do RAP em Ortodontia

-       Retração simples do canino imediatamente após a extração de 1st pré-molar

-       Diversos procedimentos de corticotomia.

-       Procedimento de osteogénese de distração

TRATAMENTO ACELERADO DA INVISIBILIDADE [198]

Owen combinou o **procedimento AOO e a terapia Invisalign** nos seus pacientes adultos. Após 10 dias de cicatrização sem intercorrências, foram colocados alinhadores. Verificou-se que o movimento dentário foi 3 a 4 vezes mais rápido.

A técnica desenvolvida por Wilckos, denominada **WILCKODONTICS**[191 ,197] System (ou) **ACCELERATED OSTEOGENIC ORTHODONTICS** (AOO) é semelhante à corticotomia de um único dente. Aqui ela é estendida a todos os dentes a serem movimentados ortodonticamente. Thomas e William Wilcko, utilizando a tomografia computadorizada, descobriram que o rápido movimento dentário após as corticotomias era devido à redução da mineralização do osso alveolar que abrigava os dentes envolvidos.

A TC de acompanhamento de 2 anos mostrou que o osso alveolar estava adequadamente remineralizado. Wilckos pensou que o paciente poderia beneficiar de um aumento alveolar em conjunto com um procedimento de decorticação. (O aumento aumenta a altura da crista alveolar, aumenta a espessura do osso alveolar e previne deiscências.

Procedimento: 1. FA abrangente.

2.   Falp de espessura total[194] - decorticação do osso alveolar[195 ,196]

3.   Colocação de agumentação de enxerto ósseo reabsorvível[194] .

4.   Retalho de tecido mole fechado[194] .

Após o procedimento cirúrgico, o ajuste ortodôntico é efectuado semanalmente para aproveitar a RAP, que dura apenas 3 a 4 meses. O ritmo de deslocação dos dentes volta ao normal após a cicatrização do osso.

20. ORTODONTIA INTERDISCIPLINAR DE ADULTOS

Periodontia e ortodontia de adultos

Existem muitas ligações entre a periodontologia e a ortodontia. Afinal, cada intervenção ortodôntica tem uma dimensão periodontal: a biomecânica ortodôntica e o planeamento do tratamento são basicamente determinados por factores periodontais, como o comprimento e a forma das raízes, a largura e a altura do osso alveolar e a estrutura da gengiva. O espetro de inter-relações interdisciplinares específicas abrange os efeitos a longo prazo da terapia ortodôntica sobre a gengiva, o nível de inserção e a integridade da raiz, o efeito geral de proteção periodontal da terapia ortodôntica na dentição mista, e as medidas ortodônticas concebidas para apoiar o tratamento periodontal. **Considerações fundamentais:**[199]

O prognóstico periodontal individual pode ser influenciado favoravelmente por uma vasta gama de efeitos ortodônticos:

- Ganho de fixação por intrusão ou por melhoria da posição faciolingual do dente

- Eliminação de defeitos de furca: hemisecção → pré-molarização com subsequente movimento sagital da raiz

- Melhoria da estrutura óssea crestal e interdentária: correção do apinhamento, verticalização dos dentes inclinados

- Correção da migração e espaçamento patológicos dos dentes

- Reconstrução óssea pré-implantológica: extrusão de dentes não retentivos.

Sistemática de tratamento

A sistemática de uma abordagem de tratamento combinado periodontal/ortodôntico é a seguinte:

Fase pré-ortodôntica

Em termos pré-ortodônticos, a ênfase é colocada na redução da inflamação marginal, no aumento do volume dos tecidos moles em doentes com alterações mucogengivais críticas e na melhoria das condições de higiene através da terapia da cárie e de restaurações provisórias. O controlo da infeção periodontal através de instruções de higiene oral, remoção profissional da placa bacteriana e alisamento radicular é um pré-requisito fundamental para a terapia ortodôntica subsequente. Muitos estudos têm demonstrado que dentes com um periodonto reduzido, mas saudável, podem ser movimentados sem mais attachmentloss. Por outro lado

A destruição inflamatória periodontal é acelerada pela placa bacteriana infetada

dentes com a fixação do tecido conjuntivo destruída (Ârtun e Urbye, 19 8 8[200] ; Diedrich et al, 1992[201] ; Ericsson et al, 197 7[202] ; Wennstrom, 1993[203] .

O desbridamento periodontal inicial (não cirúrgico, instrumentação da raiz subgengival) leva à reparação dos tecidos com profundidades de sondagem reduzidas e uma mudança favorável na composição da microflora subgengival. Recomenda-se um período de cicatrização de 4-6 meses antes de se iniciarem os movimentos dentários ortodônticos (Zachrisson, 1996)[204] .

Se a regeneração periodontal for indicada, é inevitável uma abordagem cirúrgica. A cirurgia de ressecção óssea durante a cirurgia de retalho é contra-indicada porque

os processos de remodelação induzidos ortodonticamente podem ter uma influência positiva na topografia óssea. O tratamento ortodôntico pode ser iniciado 4-6 semanas após a terapia periodontal regenerativa; a interação entre a progressão da cicatrização regenerativa de feridas e a remodelação ortodôntica dos tecidos pode resultar num ganho adicional de inserção. *Fase ortodôntica*[199]

A terapia ortodôntica é determinada por dois factores-chave:

*   Biomecânica orientada para as descobertas, cálculo de forças activas e reactivas, bem como de momentos, na medida do possível

*   Monitorização contínua da saúde periodontal.

O planeamento cuidadoso da biomecânica reduz o risco de reabsorções radiculares, bem como de deiscências ósseas e gengivais. Uma maior perda de suporte ósseo ou de fixação induzida por sistemas de força não controlados deve ser evitada em todas as circunstâncias - especialmente em pacientes com dentes periodontalmente afectados.

A manutenção da saúde periodontal requer uma remoção meticulosa da placa bacteriana

em todas as áreas críticas para a higiene: periferia dos braquetes e superfícies dentárias interproximais e gengivais. Se ocorrer um agravamento incontrolável da destruição periodontal ou se a higiene oral do paciente se deteriorar, a terapia ortodôntica tem de ser interrompida para garantir uma relação risco-benefício razoável.

[205]

Utilização da ortodontia como complemento do tratamento periodontal global:

1.   Colocação em posição vertical ou reposicionamento de dentes para melhorar o paralelismo dos dentes do pilar (por exemplo, dentes do pilar inclinados)

2.   Melhorar os espaços dos futuros pônticos (por exemplo, espaço inadequado)

3.   Correção de mordidas cruzadas

4.   Dentes extruídos (por exemplo, dentes fracturados)/Dentes intruídos (por exemplo, dentes hipererupcionados)

5.   Correção do apinhamento dos dentes

6.   Obtenção de um espaço de embrasure adequado e de uma posição correta da raiz

7.   Reposicionamento de dentes para colocação de implantes

8.   Restaurar a dimensão vertical perdida

9.   Aumentar ou diminuir a sobressaliência/sobremordida

10.   Fecho de diastemas

***Fase pós-ortodôntica*[199]**

A fase de retenção pós-ortodôntica deve durar pelo menos seis meses para permitir a mineralização completa dos tecidos osteóides. Só então é que o estado periodontal pode ser reavaliado e se pode tomar uma decisão sobre o tratamento definitivo.

medidas protéticas e a estratégia de retenção individual. Por muitas razões, a estabilidade pós-ortodôntica requer uma retenção semi-permanente ou permanente:

- para evitar o risco de recaída

- para compensar qualquer desequilíbrio dos tecidos moles/suporte ósseo reduzido

- para eliminar o traumatismo oclusal secundário

- para melhorar o conforto mastigatório na presença de uma maior mobilidade dentária.

Os retentores linguais fixos, as placas passivas ou as folhas de acrílico servem para uma estabilização semi-permanente, enquanto os pinos de titânio intracoronários são adequados para uma retenção permanente

Tabela 1 Sistemática das medidas periodontais/ortodônticas em adultos

1.   Fase pré-ortodôntica
- Redução da infeção marginal
• controlo da placa bacteriana, destartarização, desbridamento radicular
• novos procedimentos de penhora
- Aumento do volume dos tecidos moles
- enxerto de mucosa livre, enxerto de tecido conjuntivo
- Melhoria do estado de higiene oral
• terapia da cárie
• restaurações provisórias

- Eliminação das perturbações funcionais → posição terapêutica da mandíbula

2. Fase de ortodontia

- biomecânica orientada para as descobertas

- monitorização contínua da saúde periodontal

3. Fase pós-ortodôntica - contenção > 6 meses - reavaliação periodontal - terapia restauradora definitiva - calendário de recolha

Espectro terapêutico

A terapia ortodôntica em pacientes com uma dentição periodontalmente afetada baseia-se frequentemente em diferentes indicações, parcialmente sobrepostas: melhoria da estética dentofacial, apoio à terapia periodontal e facilitação de medidas protéticas.

Melhoria da estética dento-facial

O interesse estético centra-se na correção da migração dentária patológica na região anterior e na manutenção ou preservação das papilas interdentárias.

O alargamento dos incisivos superiores é um sintoma comum de Vários factores patogénicos subjacentes à migração dentária são discutidos (Profitt, 197 8[206] ; Selwyn, 197 3[207] ; Towfighi et al, 199 7)[208] :

• Sistema cibernético propriocetivo perturbado entre os tecidos moles (lábio, língua) e o aparelho de fixação periodontal reduzido

• Pressão do tecido de granulação inflamatório em defeitos intra-ósseos

• Tensão das fibras periodontais saudáveis e contralaterais

• Hábitos

• Colapso da mordida posterior devido a perda de dentes e inclinação.

Uma vez que os incisivos alargados também são maioritariamente extruídos, o foco da terapia ortodôntica é a intrusão pura por razões estéticas e periodontais.

A aplicação da força intrusiva distal ao centro de resistência induz um movimento dentário combinado: intrusão mais retração.

Apoio à terapia periodontal

Para além do ganho de inserção em combinação com a terapia periodontal regenerativa, os movimentos dentários ortodônticos podem melhorar a estrutura óssea interradicular e da crista. Exemplos típicos são a correção do apinhamento e da verticalização dos molares. Um exemplo típico do efeito periodontal negativo da inclinação axial desfavorável é o segundo molar inferior inclinado mesialmente para um local de extração não tratado. Para além das desvantagens funcionais e protéticas (forças oclusais não axiais, espaço pôntico estreito, dificuldade na preparação do dente, etc.), o molar inclinado implica um problema periodontal: a crista alveolar mesial inclina-se apicalmente, criando assim um contorno ósseo em ângulo agudo. A verticalização ortodôntica dos molares inclinados induz uma melhoria decisiva das condições periodontais e pré-protéticas (Diedrich, 19 8 6[209] ; Lang, 1977[210] ; Vanarsdall, 1985[211] ; Wagenberg et al, 1980, 1986)[212] .

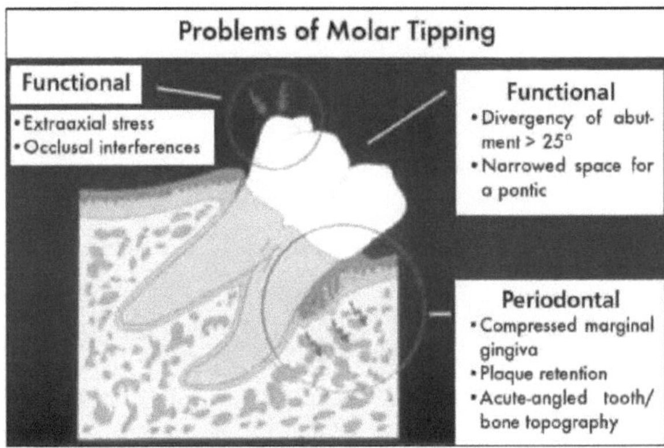

Problemas associados aos molares inclinados mesialmente

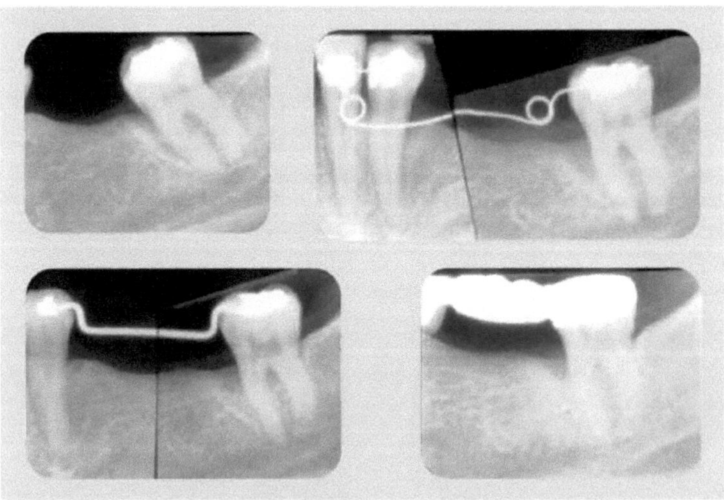

Sequência de verticalização de um segundo molar com inclinação mesial. Inicialmente, constatou-se um profundo defeito intraósseo mesial, com uma profundidade de sondagem de 1 (im). Após terapia periodontal (GTR) e posterior verticalização ortodôntica, a profundidade de

Outro aspeto é o ganho ortodôntico dos dentes pilares distais: a falta de molares distais é um achado frequente numa dentição periodontalmente afetada.

Para além dos implantes, devem ser avaliadas opções de tratamento ortodôntico adequadas para evitar uma prótese parcial.

RELAÇÃO ORTODÔNTICO-RESTAURADORA[213]

Ocasionalmente, os pacientes necessitam de tratamento restaurador durante ou após a terapia ortodôntica. Os pacientes com dentes desgastados ou desgastados, incisivos laterais em forma de cavilha, dentes fracturados, espaços edêntulos múltiplos ou outras necessidades de restauração podem necessitar de um posicionamento dentário ligeiramente diferente de um adolescente não restaurado, não abrasado e completamente dentado.

Série de oito diretrizes que ajudam a integrar a terapia ortodôntica e restauradora:

Estabelecer objectivos de tratamento realistas

O primeiro passo em qualquer tipo de terapia dentária é estabelecer os objectivos do tratamento. É impossível alcançar o resultado final correto se as metas ou objectivos adequados não tiverem sido identificados antes do tratamento. Os objectivos realistas do tratamento dividem-se em três categorias. Estes objectivos devem ser:

-Economicamente realista

-exclusivamente realista

-Restaurativamente realista.

Se um paciente ortodôntico adulto tiver vários dentes em falta, os espaços edêntulos criados durante o tratamento ortodôntico necessitarão de restauração após a remoção dos aparelhos ortodônticos. Podem existir várias alternativas de restauração para substituir os dentes em falta. O custo destes planos de tratamento restaurador pode ser muito diferente. Além disso, cada tipo de restauração pode exigir um posicionamento ligeiramente diferente dos dentes. Por isso, é importante que a equipa estabeleça um plano de tratamento ortodôntico-restaurador que seja economicamente realista para cada paciente.

Se a equipa não conseguir estabelecer objectivos economicamente realistas, o doente pode não concluir o tratamento restaurador após a terapia ortodôntica.

Criar a visão

Depois de um ortodontista ter tratado várias centenas de pacientes adolescentes com dentições completas, é fácil visualizar ou prever o resultado ortodôntico final antes de iniciar o tratamento. No entanto, alguns pacientes ortodônticos adultos podem estar sem vários dentes permanentes. Se os dentes estiveram ausentes durante vários anos, os dentes restantes podem ter-se desviado. Estes pacientes irão necessitar de uma combinação de ortodontia e dentisteria de restauração para reabilitar a sua oclusão.

Nestes pacientes, pode ser difícil para o ortodontista visualizar ou prever o resultado final. Os ortodontistas podem não estar cientes dos requisitos restauradores ou do eventual plano de tratamento restaurador. Também é difícil para o dentista restaurador visualizar o resultado final.

O dentista responsável pela restauração pode não conhecer as possibilidades ortodônticas. No entanto, é possível pré-determinar o resultado oclusal e restaurador final através da realização de um diagnóstico de cera para este tipo de pacientes. Uma configuração de diagnóstico é obrigatória para todos os pacientes com falta de vários dentes permanentes e que necessitarão de uma combinação de ortodontia e dentisteria de restauração.

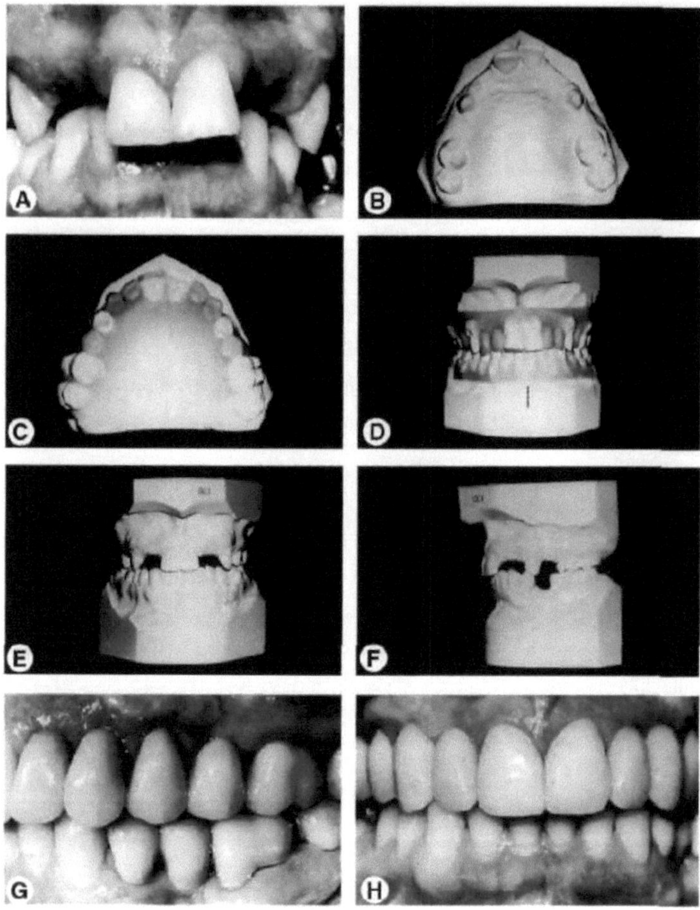

Este paciente tinha falta congénita dos incisivos laterais superiores direito e esquerdo, dos primeiros pré-molares e dos segundos pré-molares (A e B). Para produzir a posição correta dos dentes para o dentista restaurador, foi necessário construir um wax-up de diagnóstico para simular a quantidade de espaço pôntico para os dentes em falta (C e D). O wax-up de diagnóstico forneceu a planta para a posição correta do dente, para que o dentista restaurador tivesse a quantidade apropriada de espaço para criar restaurações ideais para este paciente (E-H).

Determinar a sequência do tratamento

Muitos pacientes ortodônticos-restauradores também requerem terapia periodontal adjunta e cirurgia ortognática. À medida que o número de dentistas envolvidos no tratamento de um paciente aumenta, a complexidade do tratamento também aumenta. Em muitas destas situações, diferentes especialistas devem interagir em intervalos variáveis durante o tratamento global do paciente. Por conseguinte, a equipa de especialistas não só deve estabelecer um plano de tratamento realista, como também deve determinar a sequência de interação entre os diferentes especialistas. Esta é uma etapa crítica que exige que os membros da equipa se reúnam para discutir o tratamento do doente antes do início da terapêutica. Nunca é demais sublinhar a importância deste passo. O sucesso no tratamento de um paciente com problemas complexos de restauração, periodontia, ortognática e ortodontia depende não só do plano de tratamento correto, mas também da sequência correta de interação entre os diferentes profissionais durante o tratamento desse paciente.

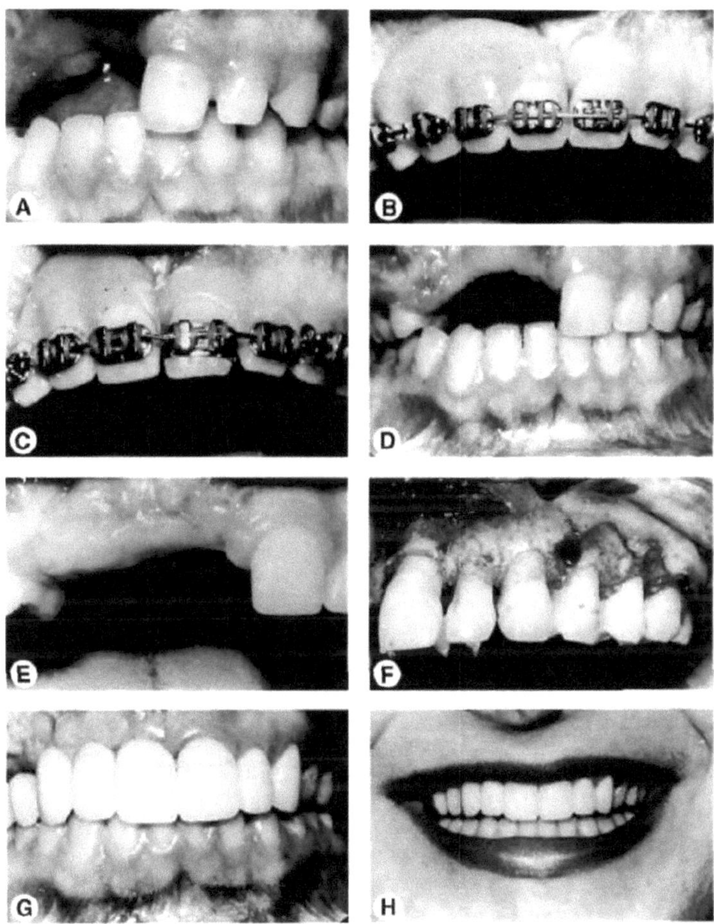

Este paciente sofreu um acidente que avulsionou o incisivo central superior direito, o incisivo lateral, o canino e o primeiro pré-molar, tendo sido necessário um plano de tratamento extremamente complicado com intervenção de vários especialistas. Para determinar a sequência adequada de ortodontia, periodontia, enxerto de crista, cirurgia maxilar e restaurações, a equipa reuniu-se antes da terapia ortodôntica. A sequência do tratamento foi estabelecida e seguida ao longo de todo o processo, de modo a obter um resultado funcional e estético ideal.

Acumulação Dentes pequenos e malformados

Alguns pacientes ortodônticos-restauradores têm dentes pequenos e malformados que eventualmente necessitarão de restauração após a conclusão da ortodontia

tratamento. Na maioria destas situações, o ortodontista deve criar

espaço adicional para restaurar estes dentes. Idealmente, estas restaurações deveriam ser colocadas antes do início da terapia ortodôntica. No entanto, em muitas situações, não há espaço suficiente para restaurar o dente antes do tratamento ortodôntico. A equipa deve decidir quanto espaço criar para estas restaurações e o momento de restaurar estes dentes pequenos ou malformados. Duas situações são comuns:

- dentes decíduos retidos e

- incisivos laterais em forma de cavilha.

Dentes decíduos retidos

Ocasionalmente, os pacientes podem ter uma falta congénita de dentes permanentes. Nalgumas destas situações, os dentes decíduos são mantidos indefinidamente. Nestes pacientes ortodônticos-restauradores, os dentes decíduos podem ser substituídos eventualmente por restaurações definitivas. Nalguns destes pacientes, podem ser utilizados implantes para substituir os dentes em falta. Se os implantes forem uma opção, é importante reter o dente decíduo o máximo de tempo possível para manter a largura do rebordo alveolar. No entanto, os dentes decíduos são frequentemente mais pequenos do que os dentes definitivos. Para estabelecer a oclusão correta, deve ser criado espaço mesial e distal à maioria dos dentes decíduos, para que possam ser restaurados temporariamente durante o tratamento ortodôntico.

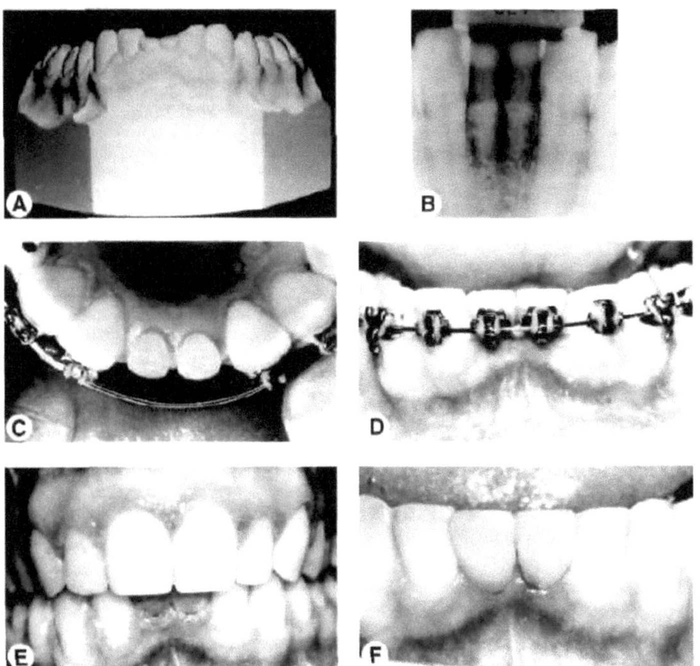

Este paciente tem uma falta congénita de ambos os incisivos centrais inferiores (A e B). Os implantes foram planeados para a região anterior da mandíbula, pelo que os incisivos centrais primários foram mantidos para reter o osso alveolar. Foi aberto espaço entre os incisivos laterais (C) e os incisivos centrais primários foram restaurados provisoriamente com compósito para manter o espaço (D-F).

Incisivos laterais em forma de pino

Um problema ortodôntico-restaurador comum são os incisivos laterais superiores malformados ou em forma de cavilha. Em alguns pacientes, a melhor opção para o tratamento de um incisivo lateral malformado é restaurar o dente malformado para a sua dimensão correta. Se existir espaço suficiente, pode ser colocada uma restauração de compósito antes do tratamento ortodôntico. No entanto, na maioria das situações, não há espaço suficiente para restaurar os incisivos laterais malformados. Por conseguinte, a ortodontia é frequentemente necessária para criar espaço para construir incisivos laterais em forma de pino.

Posicionar os dentes para facilitar o tratamento de restauração

No paciente adolescente não restaurado, o posicionamento ortodôntico dos dentes é determinado pelo tamanho e forma dos dentes. Idealmente, se os tamanhos de todos os dentes forem compatíveis, então uma oclusão de Classe I com interdigitação completa é possível. No entanto, no paciente ortodôntico-restaurador, pode não ser prudente posicionar os dentes de forma ideal. Se forem planeadas restaurações para o doente, pode ser vantajoso posicionar os dentes para facilitar o tratamento restaurador. Restaurações específicas requerem diferentes tipos de posicionamento dos dentes.

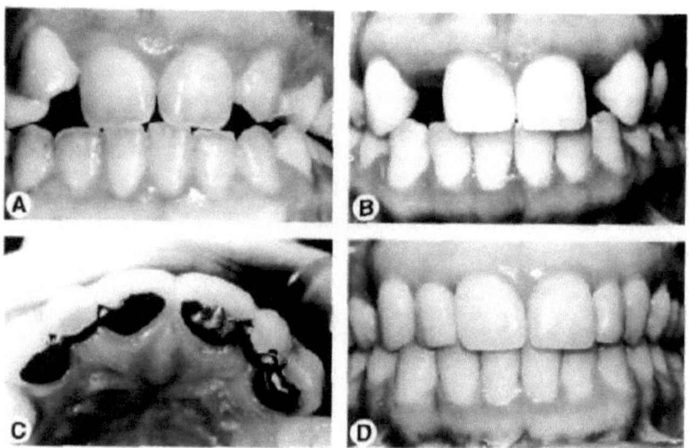

Este paciente tinha uma falta congénita de ambos os incisivos laterais superiores (A). Após a abertura ortodôntica do espaço (B), foi colocada uma ponte de resina para restaurar os espaços edêntulos (C e D). A quantidade de sobremordida foi minimizada para fornecer mais área de superfície para a estrutura metálica.

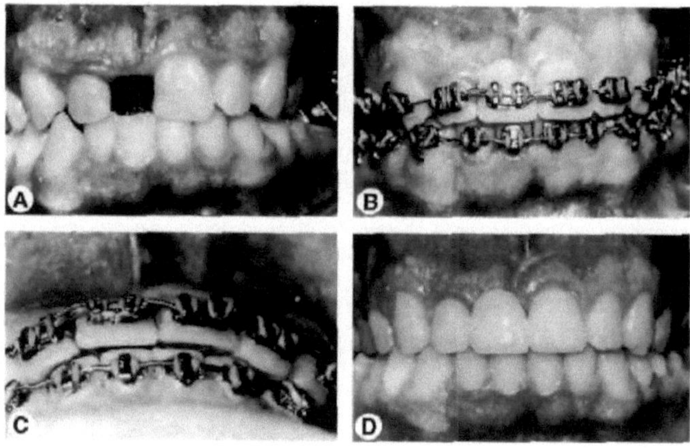

O incisivo central superior direito foi avulsionado num acidente (A). O central esquerdo e o lateral direito tinham sido fracturados e foi planeada uma ponte convencional. Para dar espaço à porcelana e ao ouro, foi criado um ligeiro overjet durante o acabamento ortodôntico (B e C). Isto proporcionou ao dentista restaurador o espaço adequado para colocar a ponte anterior de três unidades (D).

Dentes desgastados

Em alguns pacientes ortodônticos adultos, os incisivos maxilares e mandibulares foram desgastados ou desgastados. À medida que o desgaste ocorre, os dentes irrompem.

Eventualmente, os incisivos terão um comprimento de coroa mais curto do que os dentes adjacentes não desgastados. Se o paciente tiver uma linha labial alta, esta discrepância no comprimento da coroa e a irregularidade da margem gengival podem ser inestéticas. Nestes casos, é apropriado intruir os dentes desgastados ou desgastados e restaurar as superfícies desgastadas durante o tratamento ortodôntico.

Inicialmente, os brackets nos incisivos desgastados devem ser colocados mais perto dos bordos incisais. O objetivo é nivelar as margens gengivais dos dois incisivos centrais.

As margens gengivais dos incisivos centrais devem coincidir com o nível dos caninos superiores. A margem gengival do incisivo lateral deve ser posicionada ligeiramente coronalmente. Utilizando as margens gengivais como guia, os dentes anteriores serão intruídos. Os dentes posteriores são usados como âncoras para facilitar a intrusão dos incisivos maxilares e/ou mandibulares. Isto cria uma mordida aberta. Após ter sido alcançada a relação adequada entre as margens gengivais, os brackets devem ser removidos, as margens incisais podem ser restauradas e os brackets podem ser recolocados para completar o tratamento ortodôntico.

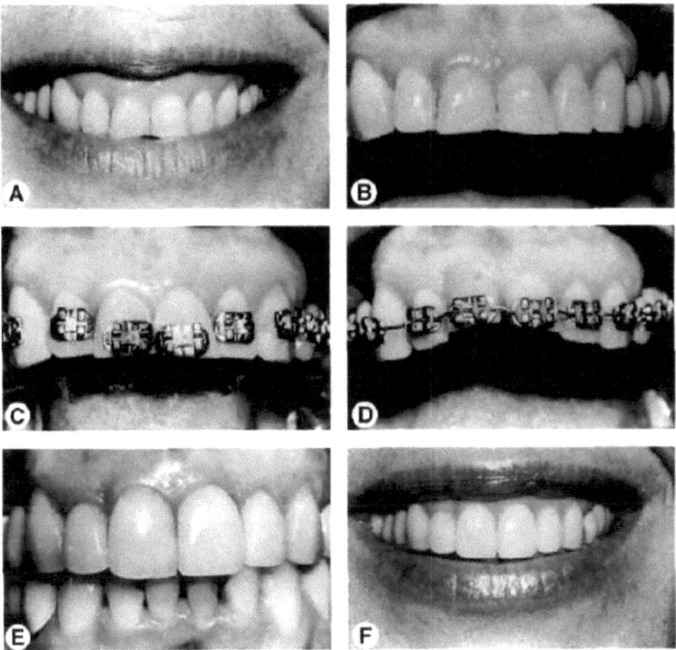

Este paciente tinha os incisivos centrais desgastados e um "sorriso gengival" (A e B). Para eliminar o "sorriso gengival" e melhorar o nível das margens gengivais, os incisivos centrais superiores foram intruídos (C e D). Ao intruir os dentes, o dentista restaurador pôde alongar os incisivos e eliminar o inestético "sorriso gengival" (E e F).

Avaliar a estética gengival durante o acabamento

Alguns pacientes ortodônticos-restauradores terão coroas colocadas nos seus dentes anteriores após o tratamento ortodôntico. Nesses indivíduos, é imperativo que a forma e o contorno gengival sejam avaliados e modificados durante o acabamento para produzir o melhor resultado estético para o paciente. Ao avaliar a forma gengival, o ortodontista deve avaliar quatro critérios. Primeiro, os níveis gengivais sobre os dois incisivos centrais devem estar na mesma altura.

Em segundo lugar, a margem gengival sobre o incisivo lateral deve ser posicionada cerca de 0,50 mm coronal ao incisivo central. A margem gengival do canino deve estar à mesma altura que o incisivo central.

O terceiro aspeto a avaliar é o contorno da margem gengival vestibular de cada dente. O contorno gengival deve seguir o contorno da junção cemento-esmalte.

O último critério a ser avaliado é a papila interproximal. O ideal é que o contacto dentário forme metade do contacto interproximal e a papila a outra metade. Se algum destes parâmetros estiver incorreto, e o paciente necessitar de tratamento restaurador após a ortodontia, é importante corrigir as discrepâncias gengivais antes da remoção dos brackets.

Para identificar um problema com a forma gengival, o ortodontista deve sondar os sulcos labiais sobre os dentes anteriores superiores. Se os dentes tiverem mais de 1 mm de profundidade de sulco e as margens gengivais estiverem em níveis diferentes, o paciente deve ser encaminhado a um periodontista para realizar uma cirurgia gengival para criar uma forma gengival mais ideal antes da remoção do braquete.

É importante que a cirurgia seja efectuada enquanto os aparelhos ortodônticos ainda estão colocados. Desta forma, se as margens gengivais não estiverem ideais após a cicatrização, o ortodontista pode intruir ou extruir os dentes que serão restaurados para nivelar as pequenas discrepâncias nas margens gengivais. Desta forma, o resultado mais ideal será alcançado.

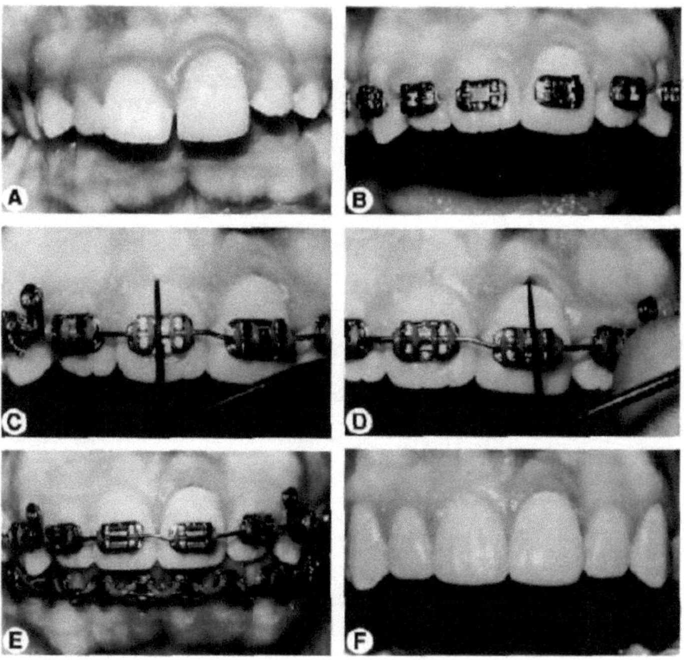

Este paciente tinha fracturado o incisivo central superior esquerdo e tinha sido colocada uma coroa numa idade precoce (A). Isso produziu uma discrepância na margem gengival que persistiu durante o tratamento ortodôntico (B). A avaliação das profundidades sulculares revelou que seria necessária uma gengivectomia para recriar os contornos gengivais normais antes da remoção dos braquetes (C, D e E). A gengivectomia foi realizada durante a ortodontia, e a coroa final mostra o benefício de criar uma estética gengival adequada antes da restauração final (F).

Tirar radiografias durante o acabamento

Na maioria dos pacientes ortodônticos, o alinhamento das coroas dos dentes produzirá a angulação correta da raiz. Idealmente, as raízes dos dentes não devem estar em contacto interproximal próximo. Dessa forma, haverá osso suficiente entre as raízes de cada um dos dentes. A angulação correta da raiz pode ser ainda mais importante para o paciente ortodôntico-restaurador. Quando se planeiam implantes para incisivos laterais maxilares em falta, é importante criar um espaço adequado para o implante entre as raízes adjacentes. Durante o acabamento ortodôntico, devem ser tiradas radiografias para avaliar se a angulação adequada da raiz foi ou não alcançada. Caso contrário, o arco deve ser removido e os dentes devem ser reposicionados ou devem ser colocadas dobras no arco para obter a angulação correta da raiz.

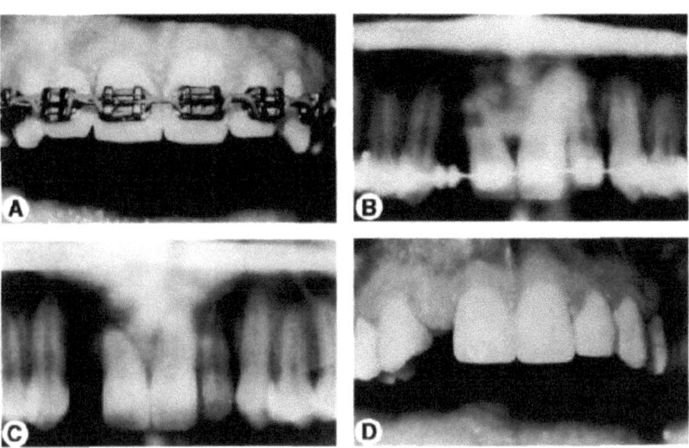

Este paciente tem uma falta congénita do incisivo lateral direito do maxilar (A). Foi planeado um implante para este espaço, mas uma radiografia antes do acabamento mostrou que as raízes estavam muito próximas (B). Foi necessário um tratamento ortodôntico adicional de 6 meses para corrigir a angulação das raízes (C e D). A avaliação das radiografias periapicais antes da remoção dos braquetes é importante em pacientes que necessitarão de implantes unitários.

Interagir com o dentista restaurador

Se um doente ortodôntico não vai ter quaisquer restaurações, é adequado que o ortodontista tome as decisões finais relativamente à posição dos dentes e à remoção do aparelho. No entanto, se o paciente precisar de restaurações após a ortodontia, o dentista restaurador deve participar do processo de finalização. Não é prudente que um ortodontista negligencie o dentista restaurador durante a finalização. É vantajoso solicitar a opinião do dentista restaurador durante o posicionamento final dos dentes.

21. IMPLANTES E ORTODONTIA DE ADULTOS

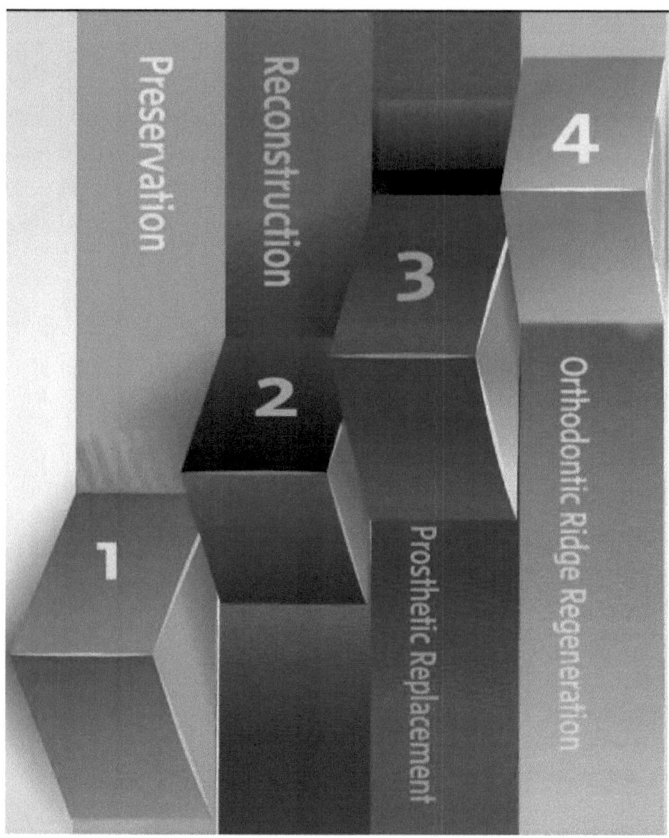

A erupção forçada e a extrusão ortodôntica têm sido sugeridas como opções viáveis para o desenvolvimento do local do implante[214,215], mas também podem desempenhar um papel valioso no aumento vertical do osso e dos tecidos moles em casos periodontais avançados com dentes em falha na zona estética[216,217,218,219].

A sequência cuidadosa do tratamento é importante e envolve o seguinte:

- controlo e estabilização

- extrusão ortodôntica de dentes comprometidos com falhas

- extração e colocação de implantes

- restauração com coroas e pontes fixas.

Fase 1: Controlo e estabilização[220]

A terapia periodontal e anti-infecciosa, o tratamento de cáries e o controlo estrutural, juntamente com quaisquer tratamentos endodônticos necessários, são realizados para erradicar a doença e estabilizar os dentes.

O tratamento periodontal envolve normalmente o desbridamento da superfície da raiz, instruções de higiene oral, terapia antimicrobiana e as extracções necessárias.

Fase 2: Extrusão ortodôntica de dentes com falhas/comprometidos[220]

Trata-se de uma extrusão ortodôntica suave dos dentes periodontalmente comprometidos na zona estética, bem como do alinhamento buco-lingual e mesio-distal. Isto também pode necessitar de tratamentos endodônticos adjuntos e colocação de implantes nos segmentos posteriores para ancoragem. O ganho de volume vertical de osso e tecidos moles é conseguido através do reposicionamento coronal dos níveis de inserção clínica.

O tratamento demora normalmente cerca de três a seis meses de movimento ativo e um mínimo de três meses de contenção fixa (com terapia de suporte periodontal contínua) para permitir a mineralização completa do osso saudável e maduro e a maturação dos contornos dos tecidos moles à volta dos dentes comprometidos. Estes, por sua vez, proporcionam locais de extração adequados para a fase seguinte.

Fase 3: Extração e colocação de implantes[220]

Isto envolve protocolos cirúrgicos e protéticos para preservar o volume ósseo e engrossar os tecidos moles labiais de modo a manter uma estética estável dos tecidos moles.

Fase 4: Restauração com coroas e pontes fixas

Refere-se à restauração dos dentes e implantes com unidades individuais ou pequenas pontes, seguindo os princípios biológicos actuais, com desenhos protéticos simples optimizados para facilitar os cuidados e a manutenção em casa. É essencial um cuidado e manutenção periodontal/peri implantar de apoio regular e contínuo.

O objetivo deste tratamento é permitir a restauração de dentes com falhas com coroas e/ou pontes suportadas por implantes com uma arquitetura gengival mais ou menos "normal" e harmoniosa. Envolve uma abordagem interdisciplinar sistemática e cuidadosa ao planeamento do tratamento e à gestão do caso. Este conceito parece ser particularmente benéfico em casos de perda assimétrica de osso e tecido mole na zona estética

Benefícios[220]

Os benefícios substanciais da utilização desta abordagem são os seguintes:

• **Uma abordagem cirúrgica menos invasiva**. A experiência cirúrgica do doente é significativamente reduzida pelo facto de se evitarem procedimentos de enxerto grandes e complexos e, consequentemente, uma morbilidade reduzida (por exemplo, preservação em vez de reconstrução ou substituição).

• **Facilidade de conceção e fabrico de próteses**. Como a restauração protética restaura essencialmente apenas os contornos da coroa clínica, o fabrico técnico das restaurações é simples, com menos complicações técnicas.

• **Biomecânica.** As relações coroa/implante são optimizadas e evitam-se reconstruções protéticas complexas de grandes dimensões que envolvam cantilevers.

• **Higiene e manutenção oral facilitadas.** A obtenção do desenho final da prótese (ou seja, coroas unitárias ou pontes de curto alcance com pônticos ovais) e os contornos simétricos dos tecidos moles facilitam certamente a manutenção e os procedimentos de higiene simples para o paciente, com benefícios óbvios a longo prazo em termos de manutenção de tecidos periimplantares saudáveis.

• **Fonética.** A reconstituição de uma relação mais ou menos normal ou "ideal" dos dentes e tecidos moles evita as complicações fonéticas encontradas em pontes implanto-suportadas de grande extensão em pacientes com perda óssea avançada.

• **Biológica.** Pode argumentar-se que se consegue uma restauração biologicamente ideal dos contornos do osso e dos tecidos moles, em contraste com procedimentos de enxerto mais complexos (ou seja, regeneração do volume de osso e tecido do próprio paciente com intervenção cirúrgica mínima e enxerto ósseo).

• **Estabilidade.** Esta abordagem anula o risco de reabsorção e perda gradual do volume do enxerto observado na maioria das técnicas de enxerto cirúrgico utilizadas para reconstruir grandes volumes ao longo de vários períodos dentários. Ambos os casos clínicos discutidos abaixo mostram uma excelente manutenção do tecido mole e do volume ósseo ao longo do tempo, apesar de serem complexos e difíceis na apresentação.

No entanto, o conceito não está isento de limitações, a mais óbvia das quais é a necessidade de ainda existirem dentes presentes com alguma ligação clínica nas áreas afectadas (ou seja, a zona estética). Além disso, o tratamento interdisciplinar requer uma gestão sistemática e bem coordenada do caso, com uma excelente comunicação dentro da equipa.

As vantagens/limitações deste conceito estão resumidas em[21] :

Vantagens	Limitações
• É possível um aumento vertical e horizontal abundante/regeneração dos tecidos ósseos e gengivais.	• Os dentes com falhas devem ter alguma ligação clínica ainda presente e devem ser mantidos durante o tratamento ortodôntico e a estabilização da retenção.
• Minimiza a intervenção cirúrgica para o doente e reduz a morbilidade dos procedimentos.	• Qualquer doença periodontal ou envolvimento endodôntico tem de ser controlado antes da extrusão ortodôntica.
• Facilita o posicionamento ideal do implante e a biomecânica (relação coroa/implante).	• As papilas interdentárias não serão "perfeitas" (ou seja, totalmente regeneradas para os níveis anteriores à doença); no entanto, o resultado do tecido mole é tão bom quanto ou melhor do que o obtido com qualquer reconstrução cirúrgica.
• Simplifica a conceção e o fabrico das próteses.	
• Cria um resultado quase ótimo, estável e estético dos tecidos moles.	• O paciente deve ainda ter dentes nas áreas afectadas.
• Facilita a higiene oral e os procedimentos de manutenção para o paciente, uma vez que são utilizados contornos dentários normais e pônticos ovais simples.	
• Proporciona um volume previsível e estável de	

tecido e osso regenerado.

• Há pouca ou nenhuma reabsorção dos enxertos, uma vez que o volume regenerado é essencialmente tecido normal (não enxertado) do hospedeiro.

• Há pouca ou nenhuma diferença no tempo total de tratamento.

22. CARACTERÍSTICAS DAS MICROFISSURAS DO ESMALTE APÓS A REMOÇÃO DE BRACKETS METÁLICOS EM PACIENTES ADULTOS

A formação de microtrincas e fracturas no esmalte é uma das maiores preocupações das pessoas que usam aparelhos ortodônticos fixos. Está comprovado por muitos estudos (Zachrisson *et al.,* 1980[221] ; Meng *et al.,* 1998;[222] Sorel *et al.,* 2000[223] , 2002; Zachrisson e Buyukyilmaz, 2005[224] ; Chen *et al.,* 2008[225]) que as microfissuras, que podem se desenvolver durante a remoção dos braquetes no final do tratamento, podem comprometer a integridade do esmalte, causar manchas e acúmulo de placa bacteriana na superfície áspera fraturada. Isso pode aumentar a suscetibilidade a lesões cariosas e prejudicar a aparência dos dentes (Zachrisson *et al.,* 1980[221] ; Zachrisson e Buyukyilmaz, 2005[224]). O tratamento ortodôntico pode ser realizado em pacientes adultos, cujo esmalte tem maior módulo de elasticidade e dureza na superfície do dente do que o de pessoas jovens (Park *et al.,* 2008b). Estas propriedades do esmalte podem estar correlacionadas com a resistência à fratura e a fragilidade (Park *et al.,* 2008b[225]). Assim, surge a questão sobre o efeito do descolamento nas microfissuras existentes ou na formação de novas fissuras nos dentes de pacientes adultos.

Investigações anteriores (Birnie, 19 9 0[226] ; Bishara e Trulove, 199 0[227] ; Bishara *et al.,* 19 9 5[228] ; Schuler e van Waes, 2003[229] ; Chen *et al.,* 2007[230] ; Habibi *et al,* 2007[231] ; Bishara *et al.,* 2008[232] ; Chen *et al.,* 2008[233] ; Heravi *et al.,* 2008[234] ; Elekdag-Turk *et al.,* 2009[235]) avaliaram o efeito da remoção de braquetes metálicos e cerâmicos no esmalte dentário. A maioria dos estudos (Bishara *et al.,* 19 9 5[228] ; Chen *et al.,* 2007[230] , 2008; Elekdag-Turk *et al.,* 2009[235]) avaliou a superfície do esmalte somente após a remoção dos aparelhos ortodônticos fixos, sem avaliar a superfície do esmalte antes do procedimento de colagem.

Pelo contrário, o estudo de Heravi *et al.* (2008)[234] comparou o número, o comprimento e a direção das microfissuras do esmalte antes e depois da remoção dos brackets metálicos. No entanto, não analisaram a largura das microfissuras. Tanto quanto é do nosso conhecimento, não foi relatada qualquer avaliação das alterações deste critério após a descolagem, pelo que a relação entre a largura da microfissura e a remoção do bracket é desconhecida. Vários estudos mostram um aumento significativo na largura total média das microfissuras do esmalte após a remoção dos brackets metálicos em pacientes adultos. Um exame detalhado dos resultados indica que as maiores alterações na largura das microfissuras após o procedimento de descolagem aparecem no terço cervical do dente. Com base nesta constatação, o dentista deve prestar mais cuidado e atenção a esta área específica do esmalte durante a remoção de brackets metálicos em pacientes adultos.

Outros resultados desta investigação são encorajadores, uma vez que, para a maioria dos dentes examinados, não foram registadas novas microfissuras após o procedimento de descolagem. No entanto, parece aconselhável notificar os pacientes sobre essas microfissuras do esmalte antes do início do tratamento ortodôntico, a fim de evitar problemas mais tarde, porque a documentação das microfissuras é muito difícil e nem sempre possível.

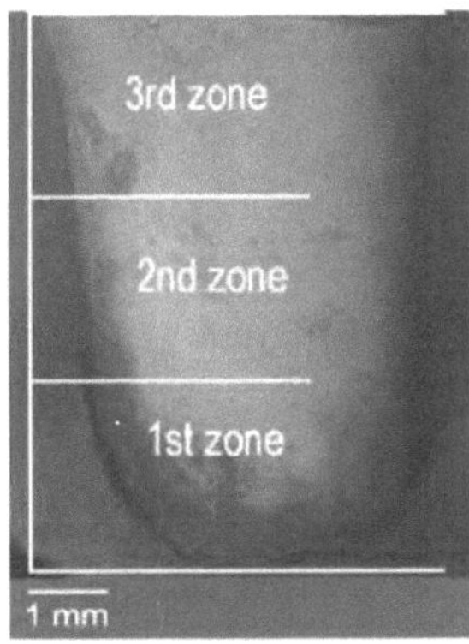

Micrografia de microscopia eletrónica de varrimento (MEV) para avaliação da superfície do esmalte bucal com ampliação de 50x (divisão da superfície do esmalte bucal em três zonas de igual altura)

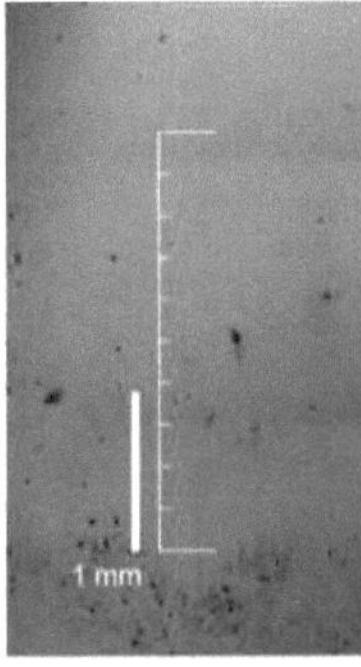

Scanning electron microscopy (SEM)micrograph for the evaluation of the width of the longest micro-crack at x250 magnification.

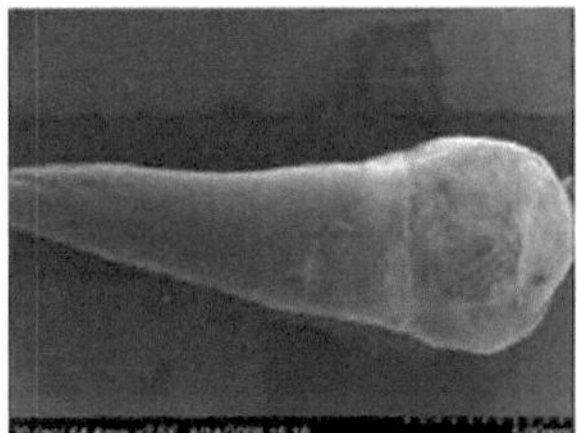

EMV of enamel cracks

23. EMBRASADURAS GENGIVAIS ABERTAS APÓS TRATAMENTO ORTODÔNTICO EM ADULTOS: PREVALÊNCIA E ETIOLOGIA

Os pacientes adultos representam um desafio para os ortodontistas porque têm grandes exigências estéticas e, muitas vezes, têm condições dentárias que podem complicar o tratamento, tais como desgaste dentário, contornos mal definidos

restaurações e doença periodontal. Em alguns adultos, pode aparecer um espaço triangular preto entre os incisivos centrais superiores e a margem gengival cervical após o tratamento ortodôntico. Este espaço gengival aberto pode parecer inestético e pode afetar o periodonto

causando retenção crónica de alimentos. Um estudo mostrou que o embrasamento gengival aberto ocorreu em 41,9% dos pacientes adolescentes tratados para o apinhamento dos incisivos centrais superiores[236]. No entanto, a prevalência e a etiologia de embrasures gengivais abertos em pacientes ortodônticos adultos são desconhecidas. Várias causas subjacentes de embrasures gengivais abertos após o tratamento ortodôntico têm sido sugeridas. Incisivos maxilares severamente mal alinhados são frequentemente associados a embrasures gengivais abertos pós-tratamento.

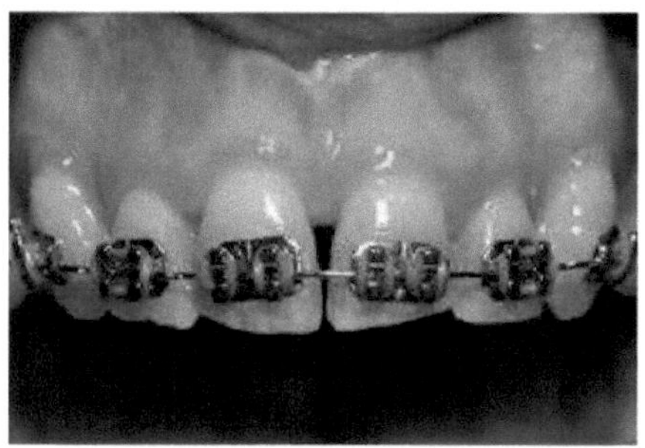

Abrasos gengivais abertos

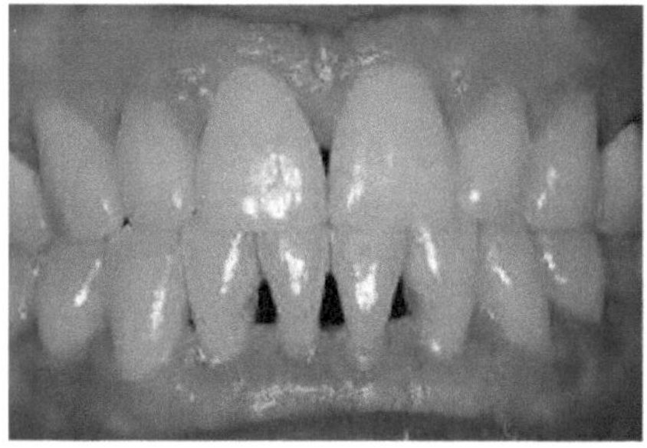

Atherton[237] descreveu as alterações dimensionais na papila interdentária durante o alinhamento dos incisivos centrais superiores como um alongamento e embotamento da papila. A altura do osso alveolar em relação ao contacto interproximal é um fator significativo para determinar se uma papila irá preencher o espaço gengival[238] . A localização e o tamanho do contacto interproximal e a angulação divergente da raiz têm sido citados como potenciais causas de embrasures gengivais abertos[239] . A forma triangular da coroa também pode estar associada a embrasures gengivais abertos. No entanto, nenhum estudo avaliou o embrasamento gengival aberto de um ponto de vista multifatorial. Os embrasamentos gengivais abertos são comuns em adultos que foram submetidos a tratamento ortodôntico e que as seguintes variáveis pós-tratamento são factores significativos nos embrasamentos gengivais abertos:

1. A prevalência de embrasaduras gengivais abertas pós-tratamento numa população ortodôntica adulta média é de cerca de 38%.

2. A rotação e a sobreposição do incisivo central superior antes do tratamento não estão diretamente associadas a embrasures gengivais abertos após o tratamento.

3. Um aumento da distância entre o osso alveolar e o contacto interproximal está correlacionado com a abertura de espaços gengivais após a terapia ortodôntica.

4. Os contactos interproximais mais curtos e posicionados mais incisalmente estão associados a espaços gengivais abertos após o tratamento.

5. A angulação pós-tratamento da raiz do incisivo central maxilar é ligeiramente convergente em rebordos gengivais normais.

6. As formas de coroa divergentes ou triangulares estão associadas a espaços gengivais abertos após o tratamento.

7. O aumento da área do embrasure está associado à formação de embrasure gengival aberto.

24. CONCLUSÃO

Muitos adultos têm uma má oclusão dentária que pode ser corrigida por tratamento ortodôntico, quer através de um tratamento ortodôntico adjuvante ou global. Já não é invulgar ver adultos que usam aparelhos ortodônticos, e a maioria dos adultos que fizeram terapia ortodôntica estão satisfeitos com o resultado. Também está dentro do âmbito do médico dentista geral recomendar o tratamento ortodôntico e, portanto, não deve hesitar em encaminhar esses adultos, especialmente quando é suscetível de melhorar a sua saúde dentária e periodontal ou proporcionar benefícios psicossociais.

As modificações biomecânicas feitas para acomodar o tratamento ortodôntico de dentições adultas são geralmente pequenas e aderem às leis básicas da física, conforme elas se aplicam à movimentação dentária ortodôntica. Algumas apresentações de adultos requerem mudanças na estratégia de tratamento do que seria empregado em pacientes adolescentes para alcançar objetivos semelhantes. Noutros casos, os próprios objectivos podem ter de ser modificados devido à falta de potencial de crescimento, a restrições de tratamento impostas pelo paciente ou à presença de múltiplos dentes em falta ou comprometidos. Ao planear o tratamento e a mecanoterapia, tendo em conta as circunstâncias individuais que podem afetar a resposta biológica do paciente ao tratamento, os objectivos realistas da ortodontia podem ser mutuamente reconhecidos e acordados tanto pelo profissional como pelo paciente, antes do início da terapia, resultando numa experiência imensamente gratificante.

25. REFERÊNCIAS:

1   Jorge Fastlicht. Adult orthodontics, Journal of clinical orthodontics 1982; **16**:606-618.

2   William R Proffit, Henry W Fields, David M SarvenContemporary Orthodontics, 4ª edição: 633653.

3   . Fritz U,Diedrich P,Wiechmann D:Técnica lingual:Caraterísticas, motivação e aceitação dos pacientes,J Orofac Orthop 121:227-233,maio 2002.

4   GoaslindGD et al:Thickness of facial gingival,J Periodontol 48:768, 1977.

5   . Goldstein MC, BrunoMH,Yufest P:Aparelhos ortodônticos estéticos para adultos, Dent Clin North Am 33:183 1989.

6   Gottlieb EL, Nelson AH, Vogels DS:1997 JCO Orthodontic Practice Study.1. Trends, J Clin Orthod 31:675,1997.

7   Huser MC, Baehni PC, Lang R: Efeito das bandas ortodônticas em parâmetros microbiológicos e clínicos, Am J Orthod Dentofacial Orthop 97:213, 1990.

8   Zachrisson BUdaspectos importantes da estabilidade a longo prazo,J Clin Orthod 31:562,1997.

9   Zachrisson BU, Brobakken BL: Comparação clínica da colagem direta versus indireta com diferentes tipos e adesivos, Am J Orthod 74:62, 1978.

10   Cassidy DW Jr,Herbosa EG,Rotskoff KS, et al: A comparisonof surgery and orthodontics in "borderline" adults with Class !!,Division 1 malocclusions, Am J Orthod Dentofacial Orthop 104:455-470,Nov 1993.

11   Linauer SJ, Shoff RC: Comparação entre os aparelhos de contenção Essix e Hawley, J Clin Orthod 3:95, 1998.

12   Viazis AD et al:Abrasão da superfície do esmalte por braquetes ortodônticos de cerâmica: relato de um caso especial, Am J Orthod Dentofac Orthop 96:514,1989.

13   .Williamson EH: Conceitos oclusais no diagnóstico e tratamento ortodôntico.!n Johnston LE, editor:New vistas in orthodontics, Philadelphia, 1985,Lea & Febiger.

14   Aimamo J: Relação entre o mau alinhamento dos dentes e a doença periodontal, Scand J Dent Res 80:104,1972.

15   Brown !S:Effects of orthodontic therapy on periodontal pockets...Clinical findings,J Periodontal 44:742,1973.

16   Celic R,Jerolimov V:Associação da sobreposição horizontal e vertical com a prevalência de desordens temporomandibulares,J Oral Rehabil 29:588-593, 2002.

17   Dibbets JMH,Van der Weele LT:Prevalência de ruídos articulares em função da idade e do crescimento, J Craniomandib Disord 6:157,1992.

18   Djeu G,Hayes C, Zawaideh S:Correlação entre a proclinação do incisivo central inferior e a recessão gengival durante a terapia com aparelho fixo,Angle Orthod 72:238-245,2002.

19   Hampf G, Adberg V, Sanders B/;Experiência de uma unidade de dor facial,J Craniomandib Disord 4:267, 1990

20   Bell WH, Profitt WR, White RP: Correção cirúrgica das deformidades dento-faciais, Filadélfia, 1980, WB Saunders.

21   Bilodeau JE: distração dentária para um paciente adulto, Am J Orthod Dento89, facial Orthop 123:683- 689, junho de 2003.

22   Motegi E, Hatch JP, Rugh JD, et al: Qualidade de vida relacionada à saúde e função psicossocial 5 anos após a cirurgia ortognática, Am J Orthod Dentofacial Orthop 124:138, agosto de 2003.

23   Profitt WR,Turvey TA,Phillips GOrthognathic surgery: a hierarchy of stability, !nt J Adult Orthodon Orthognath Surg :3:191,1996.

24   Priffit WR, White RP: Tratamento ortodôntico cirúrgico, St Louis, 1991, Mosby.

25   Profitt WR,WhiteRP:Dentofacial pfoblems:prevalence and treatment need.!n Profitt WR,White RP.Sarver DM, editores:Contemporary treatment of dentofacial deformity,St Louis, 2003,Mosby.

26   Amsterdam M:Periodontal prosthesis:Twenty -five years in retrospect, Alpha Omegan 67:8-52 Dec 1974.

27   De Pauw GA, Dêrmaut LR, Johansson CB, et al: A histomorphometric analysis of heavily loaded and implantes não carregados, J Oral Maxillofac !mplants 17:405-412, maio-junho de 2002.

28   HarrisEF,Baker WC:Perda do comprimento da raiz e da altura da crista óssea antes e durante o tratamento em pacientes ortodônticos adultos adolescentes, Am J Orthod Dentofacial Orthop 98:463,1990.

29   Azzi R, Etienne D ,Corranza F:Reconstrução cirúrgica da papila interdentária,!nt J Periodontics Restorative Dent 18:467,1998.

30   Cardaropoli G, Leonhardt AS: Proteínas da matriz do esmalte no tratamento de defeitos intra-ósseos profundos, J Periodontol 73:501-504, maio de 2002.

31   Ericsson I, Lindhe J: Efeito da agitação prolongada na periodontia experimental em cães beagle, J Clin Periodontol,9:947,1982.

32   . Nazeer Ahmed Meeran*, Madhuri**, MF Jaseema Parveen: The Scope and Limitations of Adult OrthodonticsTndian Journal of Multidisciplinary Dentistry, Vol. 2, Issue 1, novembro de 2011 a janeiro de 2012.

33   . Buttke TM[1], Proffit WR: Encaminhamento de pacientes adultos para tratamento ortodôntico.J Am Dent Assoc.1999 Jan: 130(1):73-79.

34   . Breece GL, Nieberg LG. Motivação para o tratamento ortodôntico de adultos. J Clin Orthod. 1986;20(3):166-71.

35   . Capelloza Filho L, Braga SA, Cavassan AO, Ozawa TO. Tratamento ortodôntico em adultos: uma abordagem direcionada. Rev Dental Press Ortod Ortop Facial. 2001;6(5):63-80.

36   . Khan RS, Horrocks EN. Um estudo de pacientes ortodônticos adultos e seu tratamento. Br J Orthod. 1990;18(3):183-94.

37   Bos A, Vosselman N, Hoogstraten J, Prahl-Andersen B. A adesão do paciente: um fator determinante da sua satisfação? Angle Orthod.:2005;75(4):526-31.

38   . Nattrass C, Sandy JR. Ortodontia para adultos: uma visão geral. Br J Orthod. 1995;22(4):331-7.

39   . Proffit WR, Fields WH. Ortodontia contemporànea. 2ª ed. Rio de Janeiro: Guanabara Koogan; 1995.

40   . Proffit WR, Fields HW Jr, Moray LJ. Prevalência da má oclusão e necessidade de tratamento ortodôntico nos Estados Unidos. Estimativas do inquérito NHANES III. Int J Adult Orthodon Orthognath Surg. 1998;13(2):97-106.

41   . Langlade M. Terapèutica ortodôntica. 3a. ed. São Paulo: Ed. Santos; 2003. 844 p.

42   . Tayer BH, Burek MJ. Uma pesquisa sobre as atitudes dos adultos em relação à terapia ortodôntica. Am J Orthod. 1981;79(3):305-15.

43   . Carvalho KV, Miguel JAM, Carlini MG. Satisfação dos pacientes submetidos a tratamento ortocirúrgico. Ortod Gaùch. 2001;5(1):49-56.

44   . Moyers RE. Ortodontia. 4a ed. Rio de Janeiro: Guanabara Koogan; 1999. 482 p.

45   Kingsley NW:A Treatise on oral deformities as abranch of mechanical surgery,New York,1880,D Appleton.

46   MacDowell JN: Mac Dowell Orthodontia, Chicago, 1901, Blakely.

47   Lischer BE: Principles and methods of orthodontia, Philadelphia, 1912, Lea & Febiger.

48   Caso C: Dental Orthopedia and correction of cleft palate, Chicago, 1921, CS Case.

49   Brandt S:O futuro da ortodontia, J Clin Orthod 10:668,1976.

50.   N attrass C, Sandy JR: Adult orthodontics a review, Br. J. Ortho. 1995;22g331-7.

51.   Gottlieb EL, Nelson AH, Vogels DS III: 1990 JCO Orthodontic practice study.

52.   Breece GL, Niebeg LG: Motivações para o tratamento ortodôntico de adultos; J Clin orthod 1986; 20; 16671.

53.   Chumbley AB, Tumcay oC: The effect of indomethacin (an Aspirin-like drug) on the rate of orthodontic tooth movement. AmJ Orthod 1986,89; 312-4.

54.   Tayer BH, Burek MJ: A survey of adults' attitudes toward orthodOntic therapy Am J Orthod 1981; 79;305-15.

55.   Sergl HG, Zentner A: Study of psychosocial aspects of adult orthodontic treatment; Int. J: Adult OrthodonorthognathSurg 1997212; 17-22.

56.   Norton LA: The effect of aging cellular mechanisms on tooth movement. Dent Clin North Am 1988. 32.437;46.

57. Gottlieb EL, Vogels S: 1983 JCO estudo da prática ortodôntica Parte 1. Tendências J. Clin-Orthod 1984; 18; l 67-73.

58. Proffit WR: Special considerations in comprehensive treatment of adults to Contemporary orthodontics 2nd ed St. Louis Mosby - Year Book. 1993; 585-606.

59. Tulloch JFC: Adj unctive treatment for adults. Em Comtemporary orthodontics 2nd ed St. Louis MosbyYear Book 1993, 65-84.

60. Isiekwe MC: Maloclusão em Lagos; comunidade da Nigéria Dent Oral Epidemiol 1983; l 1: 59-62.

61. McLain J B; Profit WR: Oral health status in the United States, prevalence of malocclusion J.Dent Edu 1985;49:386-96.

62. Dinesh K. Bagga. Ortodontia para adultos versus ortodontia para adolescentes: Uma visão geral. J Saúde Oral Comm Dent 2010;4(2):42-47.

63. Bishara SE: Textbook of orthodontics. WB Saunders Co. 2001:494-531.

64. Hom BM, Turley PK. Efeitos do fechamento do espaço da área do primeiro molar inferior em adultos. Am J OrthodDentofacOrthop 1984; 105:25-34.

65. Proffit WR, Fields HW, Sarver DM. Ortodontia Contemporânea. 4ª Ed, St Louis, Mosby. 2007: 635-685.

66. Sheridan JJ. O canto do leitor. J Clin Orthod 2005; 39(4): 219-223.

67. Zachrisson BU, Buyukyilmaz T. Recent advances in bonding to gold, amalgam and porcelain (Avanços recentes na adesão ao ouro, amálgama e porcelana). J Clin Orthod 1993; 27: 661-675.

68. Forsberg CM, Brattstrom V, Malmberg E, Nord CE. Fios de ligadura e anéis elastoméricos: dois métodos de ligadura e a sua associação com a colonização microbiana de Streptococcus mutans e Lactobacilli. Eur J Orthod 1991; 13: 416-420.

69. Melsen B. Limitações na ortodontia de adultos. In: Melsen B (ed). Current controversies in orthodontics.Quintessence Publishing Co. 1991: 147-180.

70. Boyd RL, Leggott PQ, Quinn RS, et al. Implicações periodontais do tratamento ortodôntico em adultos com tecidos periodontais reduzidos ou normais versus os de adolescentes. Am J Orthod Dentofacial Orthop 1989; 96: 191-198.

71. Shei O, Waerhaug J, Lovdal A, Arnulf A. Perda óssea alveolar relacionada com a higiene oral e a idade. J Periodontol 1959; 26: 7-16.

72. Picton DCA. O efeito das forças externas sobre o periodonto. In: AH Melcher, WH Bowen (eds) Biology of the periodontium. Nova Iorque, Academic Press, 1969: 363- 419.

73. Williams S, Melsen B, Agerbaek N, Asboe V. O tratamento ortodôntico da má oclusão em pacientes com doença periodontal prévia. Br J Orthod 1982; 9:178-184.

74. Reitan K. Efeitos da magnitude da força e da direção do movimento dentário em diferentes tipos de osso alveolar. Angle Orthod 1964;34(4): 244-255.

75. Reitan K. Comportamento inicial dos tecidos durante a reabsorção radicular apical. Angle Orthod 1974;44: 68-82.

76. Mirabella AD, Artun J. Factores de risco para a reabsorção radicular apical dos dentes anteriores maxilares em pacientes ortodônticos adultos. Am J Orthod Dentofac Orthop 1995; 108: 48-55.

77. Vanarsdall RL, Musich DR. Ortodontia para adultos: Diagnóstico e tratamento. Em: Graber TM, Vanarsdall RL, Vig KWL (eds). Orthodontics: Princípios e técnicas actuais. 4ª edição, St Louis: Mosby, 2005: 937-992.

78. Kokich V. O papel da ortodontia como um complemento à terapia periodontal, In: Newman MG, Takei HH, Carranza FA, eds. Clinical periodontology, 9th edn, Philadelphia, WB Saunders Co. 2002:704 718.

79. Ong MA, Wang HL, Smith FNTnter-relações entre periodontia e ortodontia de adultos. J Clin Periodontol 1998; 25: 271-277.

80. Bryant SR, Zarb GA. Osseointegração de implantes orais em adultos mais velhos e mais novos.Int J OralMaxillofacImplants 1998; 13:492-499.

81. Malmgren O, Levander E. Minimizando a reabsorção radicular induzida ortodonticamente. Em Graber TM, Eliades

T, Athanasiou AE (eds). Risk management in orthodontics:Experts' guide to malpractice. Quintessence Publishing Co. 2004: 61-74.

82. McNamara JA, Seligman DA, Okeson JP.Oclusão, tratamento ortodôntico e desordens temporomandibulares: uma visão geral. J Orofacial Pain 1995; 9: 73-90.

83. Bond JA. A criança versus o adulto. Dent Clin North Am 1972; 16: 401-412.

84. Reitan K. A reação dos tecidos em relação ao fator idade. Registo dentário. 1954; 74: 271-279.

85. Norton LA. The effect of aging cellular mechanisms on tooth movement (O efeito dos mecanismos celulares do envelhecimento na movimentação dentária). Dent Clin North Am 1988;

32: 437-446.

86. Dyer GS, Harris EF, Vaden JL. Efeitos da idade no tratamento ortodôntico: adolescentes em comparação com adultos. Am J Orthod Dentofac Orthop 1991; 100: 523-530.

87. A C.Esteves, L O Thiers, L F Pontes, R L Cecim. Fatores relacionados ao tratamento ortodôntico

em pacientes adultos. Dental Press J Orthod. 2013 Set-Out;18(5):59-63.

88. Harris EF, Vaden JL, Dunn KL. Efeitos da idade do paciente na estabilidade pós-ortodôntica em Classe II, divisão

1   má oclusão. Am J Orthod Dentofac Orthop 1994; 105: 25-34.

89. Kahl-Nieke B. Considerações sobre retenção e estabilidade para pacientes adultos. Dent Clin North Am 1996;

40: 961-994.

90. URL:www.cdaboorg/lecturesdetail.asp?id=7.

91. Dinesh K Bagga. Limitações na Ortodontia de Adultos: A Review. J Oral Health Comm Dent 2009;3(3):52-55.

92. Bishara SE. Textbook of orthodontics. WB Saunders Co, 2001.

93. Houston WJB. Rotações de crescimento mandibular - seus mecanismos e importância. Eur J Orthod 1988;10:369-373.

94. Bryant SR, Zarb GA. Osseointegração de implantes orais em adultos mais velhos e mais novos. Int J Oral Maxillofac Implants 1998;13:492-499.

95. Amler MH. Fator idade na reparação do osso alveolar humano. J Oral Implantol 1993;19:138-142.

96. Schwarz Z, Somers A, Mellonig JT, Carnes DL Jr, Dean DD, Cochran DL, Boyan BD. A capacidade do aloenxerto ósseo comercial desmineralizado e liofilizado para induzir a formação de osso novo depende da idade do dador, mas não do género. J Periodontol 1998;69:470-478.

97. Norton LA. The effect of aging cellular mechanisms on tooth movement. Dent Clin North Am 1988;32:437-446.

98. Ringe JD, Rehpenning W, Steinhagen-Thiessen E. Increasing skeletal involution in the elderly? Mech Ageing Dev 1985;29:83-88.

99. Melsen B. Limitações na ortodontia de adultos. In: Melsen B (ed). Current controversies in orthodontics (Controvérsias actuais em ortodontia). Quintessence Publishing Co, 1991.

100. Jowsey J, Phil D, Kelly PJ, Riggs BL, Bianoco AJ Jr, Scholz DA, et al. Quantitative microradiographic

estudos de osso normal e osteoporótico. J Bone Joint Surg 1965;47:785-806.

101. Melsen F, Mosekilde L. The role of bone biopsy in the diagnosis of metabolic bone disease (O papel da biopsia óssea no diagnóstico da doença óssea metabólica).

Orthop Clin North Am 1981;12:571-602.

102. Boyd RL, Leggott PQ, Quinn RS, et al. Implicações periodontais do tratamento ortodôntico em adultos com tecidos periodontais reduzidos ou normais versus os de adolescentes. Am J Orthod Dentofacial Orthop 1989;96:191-198.

103. Shei O, Waerhaug J, Lovdal A, Arnulf A. Perda óssea alveolar relacionada com a higiene oral e a idade. J Periodontol 1959;26:7-16.

104. Hom BM, Turley PK. Efeitos do fechamento do espaço da área do primeiro molar inferior em adultos. Am J OrthodDentofac Orthop 1984;105:25-34.

105. Zachrisson BU, Buyukyilmaz T. Recent advances in bonding to gold, amalgam and porcelain (Avanços recentes na adesão ao ouro, amálgama e porcelana). J Clin

Orthod 1993;27:661-75.

106. Forsberg CM, Brattstrom V, Malmberg E, Nord CE. Fios de ligadura e anéis elastoméricos: dois métodos de ligadura e a sua associação com a colonização microbiana de Streptococcus mutans e Lactobacilli. Eur J Orthod 1991;13:416-420.

107. Ong MA, Wang HL, Smith FN. Inter-relações entre periodontia e ortodontia de adultos. J Clin Periodontol 1998;25:271-277.

108. Harris EF, Vaden JL, Dunn KL. Efeitos da idade do paciente na estabilidade pós-ortodôntica na má oclusão de Classe II, divisão 1. Am J Orthod Dentofac Orthop 1994;105:25-34.

109. Kahl-Nieke B. Considerações sobre retenção e estabilidade para pacientes adultos. Dent Clin North Am 1996;40:961-994.

110. Bond JA. A criança versus o adulto. Dent Clin North Am 1972;16:401-412.

111. Reitan K. Reação dos tecidos relacionada com o fator idade. Dental Record 1954;74:271-279.

112. Reitan K. Efeitos da magnitude da força e da direção do movimento dentário em diferentes tipos de osso alveolar. Angle Orthod 1964;34(4):244-55.

113. Reitan K. Comportamento inicial dos tecidos durante a reabsorção radicular apical. Angle Orthod 1974;44:68-82.

114. Mirabella AD, Artun J. Factores de risco para a reabsorção radicular apical dos dentes anteriores maxilares em pacientes ortodônticos adultos. Am J Orthod Dentofac Orthop 1995;108:48-55. Limitações na Ortodontia de Adultos: Uma Revisão

115. Barrer HG: O paciente ortodôntico adulto, Am J Orthod 72:619,1977.

116. Thomas M Graber, Robert L Vanarsdall, Katherine W L Vig. Orthodontic: Princípios e técnicas actuais, 4ª edição: 937-985.

117. Robert C. Chiappone. Considerações especiais para a ortodontia de adultos. Jornal de clínica

ortodontia 1976; 10:535-545.

118. Wennstrom JL, Stokland BL, Nyman S, Thilander B. Resposta do tecido periodontal ao movimento ortodôntico de dentes com bolsas infra-ósseas. Am J Orthod Dentofacial Orthop 1993;103(4):313-9.

119. Schffman E, Fricton J,R:Epidemiology of TMJ and craniofacial pain.In Fricton JR,Kroening RJ,Hataway KM, editors:TMJ and craniofacial pain: diagnosis and management,St Louis,1988,Ishiyaku Euro America.

120 Adaptado de Mc Neil QeditonDistúrbios craniomandibulares: diretrizes para avaliação, diagnóstico e gestão, Chicago, 1990, Quintessence.

121 .Davidson.Davidson· s Principles and Practice of Medicine,20th edition: 1124.

122 Zahrowski JJ. Otimização do tratamento ortodôntico em pacientes que tomam bisfosfonatos para a osteoporoseisiAm J Orthod Dentofacial Orthop 2009 março;135(3):361-74.

123 Veena S,Ashok LOsteoporosisrDental implications! da Academia Indiana de Medicina Oral e Radiologia, julho-

Set 2011;23(3):211-215.

124 . Vanita Suri, Varun Suri. Menopausa e saúde oral.Journal of Mid-Life Health 2014 julho-Set;5(3):115-120.

125 Musich DR: Avaliação e descrição das necessidades de tratamento de pacientes adultos avaliados para terapia ortodôntica, Partes I-III, Int J Adult Orthodon Orthognath Surg 1:55,1986.

126 Robert S,Warren S. Tratamento de um paciente adulto com má oclusão de Classe II protrusiva bimaxilar severamente apinhada com extracções atípicas:Am J Orthod Dentofacial Orthop Sep 2002 ;122

$()^3$

:317-322.

127.Ismail,Johal.Role of implants in Orthodontics:BJO Sep 2002;29(3):239-245.

128 Celenza,Hochman.Ancoragem absoluta em Ortodontia:Modalidades diretas e indirectas assistidas por implantes.JCO julho 2000;7(7):399-402.

129 Melsen,Peterson C.Ligaduras de zigoma: uma forma alternativa de ancoragem maxilar 1998;32(3):154- 158.

130 Miako,Sugawara.Skeletal Anchorage System for open bite correction.Feb 1999;115(2):166-174.

131 Bios,Glatzmaier.Implantes biodegradáveis para ancoragem ortodôntica: um estudo biomecânico preliminar.Eur J Orthod 1996;18(5):465-469.

132   Epker BN, Fish LQDentofacial deformities,St Louis,1986.

133   Amsterdam M, Abrams L: Prótese periodontal na terapia periodontal. Em Goldman HM, Cohen DW, editores: Periodontal therapy, ed 6, St Louis, 1980, Mosby.

134   Nevins M:The interdental embrasure and interproximal periodontal disease.In Nevins M , Mellonig JT:Periodontal therapy:clinical approaches and evidence of success, vol 1, Carol Stream,III,1998,Quintessence.

135   . Thomas M Graber, Robert L Vanarsdall, Katherine W L Vig. Orthodontic: Princípios e técnicas actuais, 4ª edição: 945-946.

136.Ingber JS:Erupção forçada.I.Um método de tratamento de defeitos ósseos infra-ósseos de uma e duas paredes: fundamentação e relato de caso,J Periodontol 45:199,1974.

1   37.Ingber JS:Erupção forçada.II.Um método de tratamento de dentes não restauráveis: condições periodontais e restauradoras,J Periodontol 47:203,1976.

2   38.Ingber JS: Erupção forçada: alteração das deformidades cosméticas dos tecidos moles, J Periodontol Res 9:416,1989.

139   Uysal A,Kansu H, Akhan O, et al:Comparação da ultrassonografia com a ressonância magnética

no diagnóstico dos distúrbios internos da articulação temporomandibular: uma investigação preliminar, Oral Surg Oral Med Oral Pathol Oral Radiol Endod 94(1):115-121,2002.

140   Miller TE:Terapia ortodôntica para o paciente restaurador.I.Os aspectos biomecânicos,J Prosthet Dent61;268,1989.

141   Morgan DH, Hall WP, Vamas SJ; Doenças do aparelho temporomandibular: uma abordagem multidisciplinar, St Louis, 1977, Mosby.

142   Musich DR: Registo orientado para os problemas, em Graber TM, Swain BF, editores, Current orthodontic concepts and techniques, ed 2, Philadelphia, 1975, WB Saunders.

143   Burstone CJ.The mechanics of segemented arch technique:Angle Orthod 1966 April;36(2):99-120

144   Shroff B, Yoon WM, Lindaurer SJ, Burstone CJ: intrusão e retração simultâneas utilizando uma arcada de três peças.Angle Orthod 1997;67(6):455-462.

145   Martina M,Mladen S,Senka M.Terapia bioprogressiva e diagnóstico.Ata Stomatcrat 2003;37(4):461-464.

146   . William R Proffit, Henry W Fields, David M Sarver. Ortodontia Contemporânea, 4ª edição: 635 683.

147   A. T. Adeyemi, O. O. Denloye. UMA REVISÃO DA ORTODONTIA DE ADULTOS: O PAPEL DO DENTISTA GERAL

DENTISTA. Jornal Nigeriano de Prática Clínica, junho de 2004;Vol. 7 (1):37-40. 148. Wennstrom IL, Stokland BL, Nyman S, Thilander B. Periodontai tissue-responseto orthodontic movement of teeth with infrabony pockets Am I Orthod Dentofac Orthop 103:313 -319,1993.

149.   Artun J, Urbue KS. O efeito do tratamento ortodôntico no suporte ósseo derrodontal em pacientes com perda avançada de periodonto marginal.Am J Or thod Dentofac Orthop 93:143-1481, 988.

150.   Boyd RL, Leggon Pl, Quinn RS, et al. Implicações periodontais do tratamento ortodôntico em adultos com tecidos periodontais reduzidos ou normais versus os de adolescentes. Am J Orthod Dentofac Orthop 96:191-199, 1989.

151.   Ziskind D, Schmidt A, Hirschfeld Z. Técnica de erupção forçada: Fundamentação e técnica. J Pros Dent79:246-248,1998.

152.   Sheridan J.Air-rotor stripping.J Clin Orthod 1987;21:781-787.

153.   Anita G, Asiya Begum. Ortodontia para adultos: IJDA 2010 ;2(1):96-99.

154.   Phillips C, Broder HL, Bennett ME. Desarmonia dento-facial: Motivações para procurar tratamento.

Int J Adult Orthod Orthognath Surg 12:7 -15, 1997 .

155.   Albandar JM. Epidemiologia e factores de risco das doenças periodontaisDent Clin North Am 49:517- 532.v -vi. 2005.

156.   Boyd RL, Leggott PQ, Quinn RS, et al. Implicações periodontais do tratamento ortodôntico em adultos com tecidos periodontais reduzidos ou normaisv ersust hose of adolescentsA. m J Orthod Dentofac Orthop 96: 191- 199, 1989.

157.   Forsberg CM, Brattstrom V, Malmberg E, Nord CE. Fios de ligadura e anéis elastoméricos: Dois métodos de ligadura, e a sua associação com a colonização microbiana de Streptococcums utans e lactobacilos Eur J Orthod 13:416-

420,1991.

158. Thomas M Graber, Robert L Vanarsdall, Katherine W L Vig. Orthodontic: Princípios e técnicas actuais, 4ª edição: 984-985.

159. Angle, E.H. Secção da membrana peridental e do frénulo labial. Dent Cosmos 4 1:114 3 Nov 1899.

160. Thompson, H.E. Recaídas ortodônticas analisadas num estudo de fibras de tecido conjuntivo. Am J Orthod 45:93 Feb 1959.

161. Campbell, P.M.; Moore, J.W.; e Matthews, J.L. Diastemas da linha média corrigidos ortodonticamente. Um estudo histológico e procedimento cirúrgico. Am J Orthod 6 7 :139 Feb 1975.

162. Ross G. Kaplan. Fibrootomia supracrestal: JADA dezembro 1977; Vol. 95 :1127-1132.

163. Davidovitch Z. Movimento dentário. Crit Rev Oral Biol Med. 1991; 2(4):411-50.

164. Meikle MC. A regulação tecidual, celular e molecular da movimentação dentária ortodôntica: 100 anos depois de Carl Sandstedt. Eur J Orthod. 2006;28(3):221-40.

165. Leiker BJ, Nanda RS, Currier GF, Howes RI, Sinha PK. The effects of exogenous prostaglandins on movimento dentário ortodôntico em ratos. Am J Orthod Dentofacial Orthop. 1995; 108(4):380-8.

166. Krishnan V, Davidovitch Z. O efeito dos medicamentos na movimentação dentária ortodôntica. Orthod Craniofac Res. 2006; 9(4):163-71.

167. Saito M, Saito S, Ngan PW, Shanfeld J, Davidovitch Z. A interleucina 1 beta e a prostaglandina E estão envolvidas na resposta das células periodontais ao stress mecânico in vivo e in vitro. Am J OrthodDentofacial Orthop. 1991; 99(3):226-40.

168. Zengo AN, Bassett CA, Pawluk RJ, Prountzos G. Potenciais bioeléctricos in vivo no sistema dentoalveolar complexo. AmJ Orthod. 1974; 66(2):130-9.

169. Nishimura M, Chiba M, Ohashi T, Sato M, Shimizu Y, Igarashi K, Mitani H. Ativação do tecido periodontal por vibração: a estimulação intermitente por vibração de ressonância acelera a movimentação dentária experimental em ratos. Am J Orthod Dentofacial Orthop. 2008; 133(4):572-83.

170. Shimizu Y. Movimento dos incisivos laterais em Macaca fuscata quando carregados por uma força vibratória. Nippon Kyosei Shika Gakkai Zasshi. 1986; 45(1):56-72.

171. Ilizarov GA. As possibilidades oferecidas pelo nosso método de alongamento de vários segmentos dos membros superiores e inferiores. Basic Life Sci. 1988; 48:323-4.

172. Liou EJ, Huang CS. Retração rápida do canino através da distração do ligamento periodontal. Am J OrthodDentofacialOrthop. 1998; 114(4):372-82.

173. Lee W, Karapetyan G, Moats R, Yamashita DD, Moon HB, Ferguson DJ, Yen S. Corticotomia /As microCTs de movimentação dentária assistida por osteotomia diferem. J Dent Res. 2008; 87(9):861-7.

174. Wang L, Lee W, Lei DL, Liu YP, Yamashita DD, Yen SL. Tisssue responses in corticotomy- and osteotomy-assisted tooth movements in rats: histology and immunostaining. Am J Orthod Dentofacial Orthop. 2009; 136(6):770.e771-711; discussão 770-771.

175. Wilcko WM, Wilcko T, Bouquot JE, Ferguson DJ. Ortodontia rápida com remodelação alveolar: dois relatos de casos de decrowding. Int J Periodontics Restorative Dent. 2001; 21(1):9-19.

176. Kole H. Operações cirúrgicas no rebordo alveolar para correção de anomalias oclusais. Oral Surg Oral MedOralPathol. 1959; 12(5):515-29. concl.

177. Dibart S, Surmenian J, Sebaoun JD, Montesani L. Tratamento rápido da má oclusão de Classe II com piezocisão: dois relatos de caso. Int J Periodontics Restorative Dent. 2010; 30(5):487-93.

178. Mittal SKS, Singla A. Piezocision assisted orthodontics: a new approach to accelerated orthodontic tooth movement. Medicina Dentária Inovadora. 2011; 1:1.

179. Hassan NHANE, Sa IT. O efeito da utilização da técnica de piezocisão no movimento dentário ortodôntico sobre a condição periodontal. Egypt Dent J. 2011; 57:3047.

180. Keser EI, Dibart S. Tratamento Invisalign assistido por piezocisão. Compend Contin Educ Dent. 2011; 32(2):46-8. 50-41.

181. Abhisheikh A,DK Aggarwal.Newer Orthodontic wires:a revolution in orthodontics;april 2011: Ortho C J.

182. L.Joffe.Invisalign: primeiras experiências.BJO: Dez 2003;30(4):348-352.

183. Pablo Echarri. Ortodontia Lingual: Seleção do paciente e considerações de diagnóstico :Semin Orthod 2006;12:160-166.

184. Echarri P: Ortodontia Lingual. Técnica Completa, Passo a Passo. Barcelona, Nexus Ediciones, 2003.

185. Kurz K: Programa do Curso de Ortodontia Lingual. Glendora, CA, Ormco, Divisão da Sybron Co, 1989.

186. Rafi Romano. Conceitos sobre o controlo dos dentes anteriores utilizando o aparelho lingual: Seminários em Ortodontia, Vol 12, No 3 (setembro), 2006: pp 178-185.

187. Gerda K,Joachime Z,Efthimak B.Expansão rápida do palato assistida cirurgicamente:J Clin Orthod Dec 1995;29(12):762-766.

188. Kyu RC,Moon YO,Su JK.Ortodontia assistida por corticotomia:J Clin Orthod May 2001;35(5):331- 339.

189. Frost HM. O fenómeno de aceleração regional: uma revisão. Henry Ford Hosp Med J. 1983;31(1):3-9.

190. Wilcko WM, Wilcko T, Bouquot JE, et al. Ortodontia rápida com remodelação alveolar: dois relatos de casos de decrowding. Int J Periodontics Restorative Dent. 2001;21(1):9-19.

191. Wilcko WM, Wilcko MT, Bouquot JE. Ortodontia rápida com 3. remodelação alveolar: dois relatos de casos de decrowding. Int J Periodontics Restorative Dent. 2001;21:9-19.

192. Fischer TJ. Aceleração do tratamento ortodôntico com corticotomia - 9. exposição assistida de caninos impactados palatinos. Angle Orthod. 2007;77:417-20.

193. Lee JK, Chung KR, Baek SH. Resultados do tratamento ortodôntico, tratamento ortodôntico assistido por corticotomia e osteotomia segmentar anterior para protrusão dentoalveolar bimaxilar. Plast Reconstr Surg. 2007;120:1027-36.

194. Murphy KG, Wilcko MT, Wilcko WM, Ferguson DJ. Periodontal 18. accelerated osteogenic orthodontics: a description of the surgical technique. J Oral Maxillofac Surg. 2009;67:2160-6.

195. Dibart S, Sebaoun JD, Surmenian J. Piezocision: um procedimento ortodôntico de movimentação dentária minimamente invasivo e periodontalmente acelerado. Compend Contin Educ Dent. 2009;30:342-4, 346, 348 50.

196. Kim SH, Kim I, Jeong DM, Chung KR, Zadeh H. Corticotomia-19. descompensação assistida para aumento do rebordo anterior mandibular. Am J Orthod Dentofacial Orthop. 2011;140:720- 31.

197. Wilcko MT, Wilcko WM, Pulver JJ, BissadaNF, Bouquot JE. Ac7. celerated osteogenic orthodontics technique: uma técnica ortodôntica rápida facilitada cirurgicamente em 1 fase com aumento alveolar. J Oral Maxillofac Surg. 2009;67:2149-59.

198. Albert Owen.Tratamentos acelerados de invisalign Clin Orthod junho 2002;35(6):381-385.

199. Peter Diedrich, Ulrike Fritz, Gero Kinzinger. Inter-relação entre Periodontia e Ortodontia de Adultos: Perio 2004: Vol 1, Issue 3: 143-149.

200. Ârtun J, Urbye KS: O efeito do tratamento ortodôntico no suporte ósseo periodontal em pacientes com perda avançada do periodonto marginal. Am J Orthod Dentofacial Orthop 1988; 93: 143-148.

201. Diedrich P, Wehrbein H, Schneider B: Zur Problematik der Orthodontischen Intrusion parodontal erkrankter ZahneTarodontologie 1992; 2: 87-102.

202. Ericsson I, Thilander B, Lindhe J, Okamoto H: O efeito dos movimentos de inclinação ortodôntica nos tecidos periodontais de dentições infectadas e não infectadas em cães. J Clin Periodontol 1977; 4: 278-293.

203. Wennstrom JL, Lindskog-Stokland B, Nyman S, Thilander B: Resposta do tecido periodontal ao movimento ortodôntico de dentes com bolsas infra-ósseas. Am J Orthod Dentofacial Orthop 1993; 103: 313-319.

204. Zachrisson BU: Implicações clínicas dos recentes resultados da investigação ortodôntico-periodontica. Semin Orthod 1996; 2: 4-12.

205. Ong MA, Wang H-L, Smith FN: Inter-relação entre periodontia e ortodontia de adultos. J Clin Periodontol 1998; 25: 271-277.

206. Profitt WR: A teoria do equilíbrio revisitada: Factores que influenciam a posição dos dentes. Angle Orthod 1978; 48: 175-186.

207.	Selwyn SL: Uma avaliação de pacientes com incisivos migrados periodontalmente envolvidos. J Dent 1973;

1:	153-157.

208.	Towfighi PP, Brunsvold MA, Storey AT, Arnold RM, Willman DE, McMahan CA: Migração patológica de dentes anteriores em pacientes com periodontite moderada a grave. J Periodontol 1997; 68: 967-972.

209.	Diedrich P: Die Aufrichtung gekippter Molaren als praprothetische und parodontitisprophylaktische MaBnahme. Dtsch Zahnarztl Z 1986; 41: 159-163.

210.	Lang NP: Das praprothetische Aufrichten von gekippten unteren Molaren im Hinblick Auf den Parodontalen Zustand. Schweiz Monatsschr Zahnheilkd 1977; 87: 560-569.

211.	Vanarsdall RL: Correção de problemas periodontais através de tratamento ortodôntico. In: Hosl E, Baldauf A, Diernberger R, Grosse P (eds). Orthodontics and periodontics. Chicago: Quintessence 1985.

212.	Wagenberg BD, Eskow RN, Langner B: Procedimentos ortodônticos que melhoram o prognóstico periodontal.J Am Dent Assoc 1980; 100: 370-373.

213.	Vincent G. Kokich e Frank M. Spear. Guidelines for Managing the Orthodontic-Restorative Patient (Diretrizes para a Gestão do Paciente Ortodôntico-Restaurador): Seminars in Orthodontics, Vol 3, No 1 (março), 1997: pp 3-20.

214.	Salama H, Salama M. O papel da remodelação extrusiva ortodôntica na melhoria dos perfis dos tecidos moles e duros antes da colocação do implante: uma abordagem sistemática à gestão dos defeitos do local de extração. Int J Periodontics Restorative Dent. 1993 Ago;13(4):312-33.

215.	Rose TP, Jivraj S, Chee W. O papel da ortodontia na implantologia dentária. Br Dent J. 2006 Dec 23;201(12):753-64.

216.	Mankoo T, Frost L. Reabilitação da estética em casos periodontais avançados utilizando a ortodontia para a regeneração vertical de tecidos duros e moles antes dos implantes - um relatório de 2 casos difíceis tratados com uma abordagem interdisciplinar. Eur J Esthet Dent. 2011 Jan 1;6(4):376-404.

217.	Rose TP, Jivraj S, Chee W. O papel da ortodontia na implantologia dentária. Br Dent J. 2006 Dec 23;201(12):753-64.

218.	Jivraj S, Corrado P, Chee W. Uma abordagem interdisciplinar ao planeamento do tratamento em implantologia. Br Dent J. 2007 Jan 13;202(1): 11-7.

219.	Mirmarashi B, Torbati A, Aalam A, Chee W. Aumento vertical assistido ortodonticamente na zona estética. J Prosthodontics. 2010 Apr;19(3):235-9.

220.	Tidu Mankoo. Reabilitação estética da dentição periodontalmente comprometida. Jornal de Medicina Dentária Cosmética inverno 2014 ;29 (4):33-44

221.	Zachrisson B U, Skogan O, Hoymyhr S 1980 Enamel cracks in debonded, debanded and orthodontically untreated teeth. American Journal of Orthodontics 77: 307-319.

222.	Meng C L, Li C H, Wang W N 1998 Resistência de união com APF aplicada após condicionamento ácido. American JournalofOrthodonticsandDentofacialOrthopedics 114: 510-513.

223.	Sorel O, el Alam R, Chagneau F, Cathelineau G 2000 Alterações no esmalte após a descolagem *in vitro* de brackets colados com um cimento de ionómero de vidro modificado. L'Orthodontie Française 71: 155-163.

224.	Zachrisson B U, Buyukyilmaz T 2005 Bonding in orthodontics. In: Graber T M, Vanarsdall R L, gK[Vi]

W L (eds.). Orthodontics: current principles and techniques. Elsevier-Mosby, St Louis, pp. 612619.

225.	Chen C S, Hsu M L, Chang K D, Kuang S H, Chen P T, Gung Y W 2008 Análise de falhas: fratura do esmalte após descolagem de brackets ortodônticos. Angle Orthodontist 78: 1071-1077.

226.	Birnie D 1990 Atualização dos materiais ortodônticos: brackets de cerâmica. British Journal of Orthodontics 17: 71-75.

227.	Bishara S E, Trulove T 1990 Comparações de diferentes técnicas de descolagem de brackets de cerâmica: um estudo in vitro, Parte I. American Journal of Orthodontics and Dentofacial Orthopedics 98: 145-153

228.	Bishara S E, Fonseca J M, Boyer D B 1995 O uso de alicates descoladores na remoção de braquetes cerâmicos: níveis de força e fissuras no esmalte. American Journal of Orthodontics and Dentofacial Orthopedics 108: 242-248.

229.	Schuler F S, van Waes H 2003 SEM-avaliação das superfícies de esmalte após a remoção de aparelhos ortodônticos fixos. American Journal of Dentistry 16: 390-394.

230.	Chen H Y, Su M Z, Chang HFF, Chen Y J, Lan W H, Lin C P 2007 Efeitos de diferentes tipos de descolagem sobre as forças de descolagem e os modos de falha de braquetes cerâmicos em cenários clínicos simulados. American Journal of Orthodontics and Dentofacial Orthopedics 132: 680-686.

231. Chen H Y, Su M Z, Chang HFF, Chen Y J, Lan W H, Lin C P 2007 Efeitos de diferentes tipos de descolagem

sobre as forças de descolagem e os modos de falha de braquetes cerâmicos em cenários clínicos simulados. American Journal of Orthodontics and Dentofacial Orthopedics 132: 680-686.

232. Bishara S E, Ostby A W, Laffoon J, Warren J J 2008 Fissuras no esmalte e falha de brackets cerâmicos durante a descolagem in vitro. Angle Orthodontist 78: 1078-1083.

233. Chen C S, Hsu M L, Chang K D, Kuang S H, Chen P T, Gung Y W 2008 Análise de falhas: fratura do esmalte após descolagem de brackets ortodônticos. Angle Orthodontist 78: 1071-1077.

234. Heravi F, Rashed R, Raziee L 2008 Os efeitos da remoção de brackets no esmalte. Australian Orthodontic Journal 24: 110-115.

235. Elekdag-Turk S, Isci D, Ozkalayci N, Turk T 2009 Caraterísticas de descolagem de um bracket cerâmico à base de malha de polímero colado com dois métodos de condicionamento diferentes. Jornal Europeu de Ortodontia 31: 84-89.

236. Burke S ,Dent IV,Burch JG,Tetz JA. Incidência e tamanho da sobreposição pré-tratamento e espaço de embrasamento gengival pós-tratamento entre incisivos centrais superiores,Am J Orthod and Dentofacoal Orthop 1994;105:506-511.

237. Atherton JD. A resposta gengival ao movimento dentário ortodôntico. Am J Orthod 1970;58;179-186.

238. Tarnow DP, Magmer AW, Fletcher P. O efeito da distância do ponto de contacto à crista

A presença de osso na presença ou ausência de papila dentária interproximal.J Periodontol1992;63:995-996.

239. Kokich VG.Estética: a ligação orto-restauradora: Seminário de Ortopedia 21(2):30

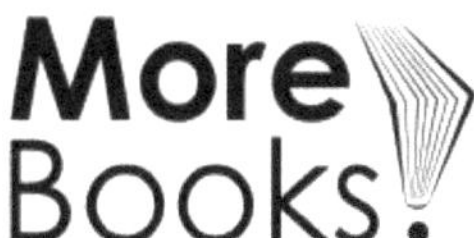

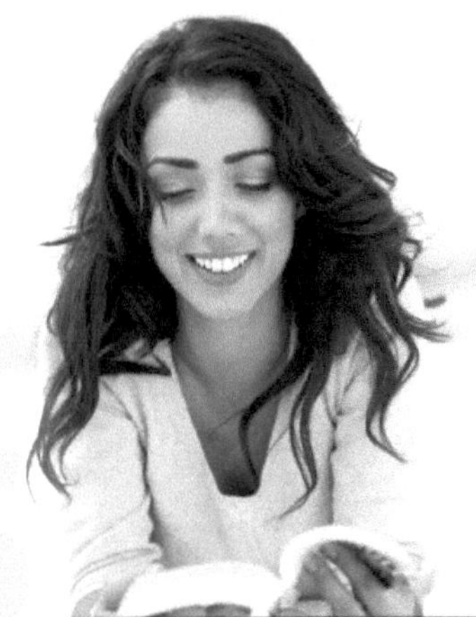

I want morebooks!

Buy your books fast and straightforward online - at one of world's fastest growing online book stores! Environmentally sound due to Print-on-Demand technologies.

Buy your books online at
www.morebooks.shop

Compre os seus livros mais rápido e diretamente na internet, em uma das livrarias on-line com o maior crescimento no mundo! Produção que protege o meio ambiente através das tecnologias de impressão sob demanda.

Compre os seus livros on-line em
www.morebooks.shop

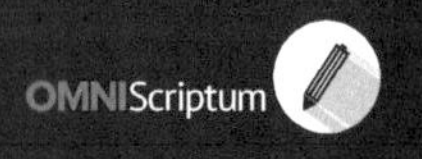

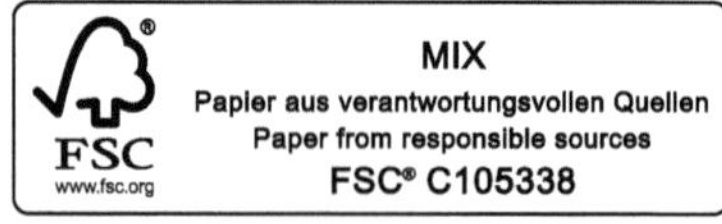

Printed by Books on Demand GmbH, Norderstedt / Germany